U0218431

全媒体"健康传播"系列丛书

乳腺癌
患者指南

江西科学技术出版社

江西·南昌

图书在版编目（CIP）数据

乳腺癌患者指南 / 孙正魁主编 . — 南昌 : 江西科学技术出版社 , 2018.12

ISBN 978-7-5390-6663-9

Ⅰ . ①乳… Ⅱ . ①孙… Ⅲ . ①乳腺癌 – 治疗 Ⅳ . ① R737.905

中国版本图书馆 CIP 数据核字（2018）第 274115 号

国际互联网（Internet）地址： http://www.jxkjcbs.com
选题序号： ZK2018564
图书代码： B18275-102

乳腺癌患者指南　　　　　　　　　　　　　　　　　　孙正魁　主编
RUXIANAI HUANZHE ZHINAN

出版发行 / 江西科学技术出版社
社址 / 南昌市蓼洲街 2 号附 1 号
邮编 / 330009
电话 / 0791-86623491
印刷 / 雅昌文化（集团）有限公司
经销 / 各地新华书店
开本 / 889mm × 1194mm　1/32
印张 / 4.75
字数 / 50 千字
版次 / 2018 年 12 月第 1 版　2019 年 11 月第 2 次印刷
书号 / ISBN 978-7-5390-6663-9
定价 / 36.00 元

赣版权登字 –03–2018–435
版权所有　侵权必究
（赣科版图书凡属印装错误，可向承印厂调换）

加入"乳腺癌教育圈"
红颜依旧笑春风！

　　乳腺癌是让所有女性都谈之色变的恶性肿瘤，是女性健康的头号杀手，乳腺癌所带来的生理和心理的痛楚是远非常人所能想象的。因此，为了帮助乳腺癌患者及家属科学地认识乳腺癌，做到早预防、早诊断、早治疗，我们准备了如下学习资料：

名医好课
免费学习

微信扫一扫
乳腺癌线上资源享不停

专家直播 HOT
专家直播教你
如何正确面对乳腺癌

视频资源
乳腺癌知识讲座
在线看

名医文章
名医好文章
免费分享

丛书编委会

编委会主任 丁晓群

编委会副主任 曾传美　王金林　朱烈滨　谢光华　龚建平
　　　　　　　　李晓琼　万筱明

编委会委员（按姓氏笔画排序）

朱　琏　张保华　罗礼生　钭方芳　敖力勋　聂冬平　曾向华
温晓明　谭友文　操秋阳

本书编写组

主　编

孙正魁　江西省肿瘤医院乳腺科　　主任医师

编　者

王美鑑　江西省肿瘤医院乳腺科　　主任医师
王烈亮　江西省肿瘤医院乳腺科　　主治医师
孙正魁　江西省肿瘤医院乳腺科　　主任医师
余　婷　江西省肿瘤医院乳腺科　　主治医师
贺文兴　江西省肿瘤医院乳腺科　　副主任医师
徐卫英　江西省肿瘤医院乳腺科　　副主任护师
唐　牧　江西省肿瘤医院乳腺科　　主治医师
梁璟慧　江西省肿瘤医院乳腺科　　主治医师
廖朝晖　江西省肿瘤医院乳腺科　　副主任护师

统　稿

唐　牧　江西省肿瘤医院乳腺科

序 言
PREFACE

　　春风化雨，征程万里。党的十八大以来，以习近平同志为核心的党中央坚持把人民健康放在优先发展的战略位置，提出"没有全民健康，就没有全面小康""要做身体健康的民族"，从经济社会发展全局统筹谋划加快实施"健康中国"战略。实施健康中国行动，提升全民健康素质，功在日常，利国利民。2019 年 7 月，国家层面出台了《关于实施健康中国行动的意见》《健康中国行动（2019—2030 年）》，从干预健康影响因素、维护全生命周期健康和防控重大疾病等三方面提出实施 15 项专项行动。

　　江西省委、省政府历来高度重视人民健康，积极出台实施《"健康江西 2030"规划纲要》，加快推进"健康江西"建设，全省卫生健康领域改革与发展成效显著，医疗卫生服务体系日益健全，人民群众健康水平和健康素养持续提高。我省积极响应健康中国行动号召，加快推进健康江西行动，更加精准对接群众健康需求，全方位全周期保障人民健康，为共绘新时代江西改革发展新画卷筑牢坚实健康基础。

　　江西省卫生健康委员会与江西省出版集团公司共同打造的"健康江西"全媒体出版项目，包括图书出版和健康教育平台，内容涵盖健康政策解读、健康生活、中医中药、重大疾病防治、医学人文故事、卫生健康文化、医企管理等内容。《全媒体"健康传播"系列丛书》是"健康江西"全媒体出版项目中一套优秀的、创新的健康科普读物，由相关领域的医学专家潜心编写，集科学性、实用性和可读性于一体。同时推出"体验式"及"参与式"模式，实现出版社、专家、读者有效衔接互动，更好地为读者服务。

　　读书与健康生活相伴，对人民群众全生命周期的健康呵护与"健康江西"全媒体形式的结合，堪称健康理念、健康知识、健康方法、健康养成系统化传播全新的尝试，理应受到广大读者的喜爱，尤其希望从中获取更多有益的信息、健康的妙招、管理的智慧和生命的力量。

江西省卫生健康委党组书记、主任

2019 年 8 月 20 日

前 言
FOREWORDS

在我国，乳腺癌是女性最常见的恶性肿瘤，而且发病率还在不断地上升，防治任务十分艰巨。在日常的临床工作中，常常发现一些乳腺癌患者对疾病缺乏正确的认识，在选择医院和治疗康复方面更是缺乏了解，与医生、护士之间缺乏有效沟通，导致最终没能得到最合理的治疗，极大地影响了疾病的预后。

一直希望有这样一本书，让患者在被诊断为乳腺癌时，可以通过阅读该书，对自己所患的疾病有一个全面的了解，能选择合适的医院和主治医生，接受到最合理的治疗，获得更好的疗效。

这本书的内容不能太浅显，浅显的科普知识

更适合于健康人群阅读，而不能满足患者想对所患疾病有全面、深入了解的需要；不能写得太专业和深奥，对疾病机制、诊断和治疗的进展的数据进行赘述会让非专业的患者觉得枯燥无味。

因此，本书由在乳腺癌诊治临床一线的医务工作者编写，他们对乳腺癌患者的需求有深入的了解，对乳腺癌给患者带来的痛苦有最切身的感受，同时又具有丰富的乳腺癌预防、治疗和护理的经验。

本书从乳腺癌的基础知识、怎样选择就诊医院、需要接受的相关检查、常见症状、各期治疗方案选择、各种治疗方法的远期疗效和副作用管理、护理注意事项、治疗后的康复要点、家属怎样照顾和护理患者和相关专业术语等方面，对乳腺癌做了全面系统、简明扼要的介绍，提供了实用的乳腺癌预防、就医、治疗和护理指导。书中介绍了乳腺癌防治诊疗的最新知识，医学观点正确、有权威性，行文流畅，通俗易懂，不失为是一本好的患者教育实用手册，适合于乳腺癌患者、家属和其他关心乳腺健康的朋友阅读。

目 录
CONTENTS

你需要了解的乳腺癌基础知识

女性是社会的半边天，更是家庭感情的纽带和轴心。乳腺癌被称为"红颜杀手"，是危害女性健康最常见的恶性肿瘤。

即使中国在世界范围内属于乳腺癌较低发病区，仍然约每31位女性中，就有1位会不幸罹患乳腺癌。乳腺癌患者数量占所有女性恶性肿瘤患者数量1/4以上，而且发病率还在不断上升。预计到2035年，我国女性乳腺癌的发病数可达25.2万例，死亡人数高达7.6万。

这些冰冷的数字，反映了乳腺癌的可怕。幸运的是，今天人们对乳腺癌的认识和研究越来越深入，诊治水平也日益提高。最新的数据显示，中国乳腺癌患者的5年生存率已经达到了83.2%。而且，通过对乳腺癌高危因素的调控，可能减少乳腺癌的发生；通过提高乳房健康意识，增加筛查和体检，可以使更多的乳腺癌患者得到早诊、早治；通过多种治疗方法合理地综合应用，可以进一步提高乳腺癌患者的生存率和生活质量。

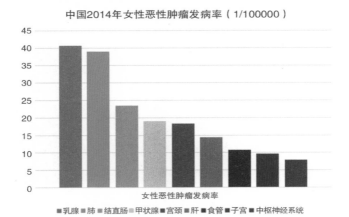

中国2014年女性恶性肿瘤发病率（1/100000）

女性恶性肿瘤发病率
■乳腺 ■肺 ■结直肠 ■甲状腺 ■宫颈 ■肝 ■食管 ■子宫 ■中枢神经系统

乳房的结构和生理

　　了解乳房的形态结构、生理功能、与内分泌的关系，对于乳腺癌的预防、诊断、治疗和康复至关重要。

乳房的解剖结构

　　乳房主要由 3 种结构组成：皮肤、皮下组织和乳腺组织。

　　乳房的皮肤很薄，含有毛囊、皮脂腺和汗腺。乳晕呈环形，有色素沉着。无明显下垂的乳房乳头位于第四肋间的位置，内含丰富的感觉神经末梢。

　　乳腺组织分为 15~20 个腺叶，在乳头处呈放射状汇集。每一腺叶分成若干个腺小叶，每一腺小叶由小导管和相应的腺泡（10~100 个）组成，导管和腺泡由乳腺上皮细胞排列而成。导管系统在乳头形成 10 个左右的输乳管开口，输乳管的分支从乳头开始，延伸至每一个腺泡的小导管。

乳腺癌即来源于乳腺上皮细胞，是乳腺上皮细胞在多种致癌因素的作用下，发生基因突变，致细胞增生失控而发生的恶性病变。

乳房皮下组织包含脂肪组织、纤维组织、神经、血管和淋巴管。

乳房的主要血供来源于内乳动脉和胸外侧动脉，静脉回流至胸内侧静脉穿支、腋静脉分支和肋间后静脉穿支。

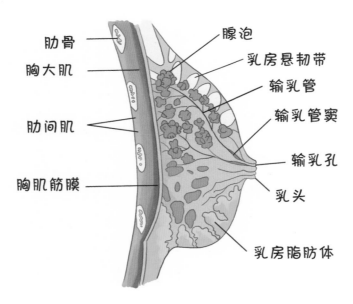

肋骨
胸大肌
肋间肌
胸肌筋膜

腺泡
乳房悬韧带
输乳管
输乳管窦
输乳孔
乳头
乳房脂肪体

乳房的结构图

乳房的皮下淋巴管或乳头淋巴管丛通过体表淋巴管回流，约 97% 回流到腋淋巴结，3% 回流到内乳淋巴结。

乳腺癌细胞可经淋巴管、淋巴结发生转移，也可经淋巴途径进入静脉，或直接侵入血液循环而发生远距离转移。

乳房的生理

女性进入青春期后，在垂体激素和雌激素的影响下，乳腺导管开始增生、延长，间质增多，脂肪沉淀。性成熟后，在雌激素和孕激素的协同作用下，使乳腺导管、小叶得到充分发育。围绝经期，卵巢功能衰退，乳腺上皮结构和间质发生退行性变，脂肪堆积增加。

在月经周期中，随着雌激素或孕激素水平的变化，乳腺上皮细胞发生周期依赖性的组织学变化。如今的医学已证明，雌、孕激素通过与乳腺上皮细胞上的雌激素受体（ER）和孕激素受体（PR）结合来调节乳腺上皮的变化。月经前 3~4 天乳腺血流明显增加，小叶间质水肿，乳腺导管上皮和腺泡增生。月经过后，乳腺水肿逐渐消退，增生的上皮脱落。月经后 5~7 天乳房体积最小，是最适合乳腺检查的时间。

妊娠期在各种激素的刺激下，乳腺出现导管扩张，小叶和腺泡发育，乳房体积明显增大，浅静脉扩张，乳头和乳晕色素沉着加深。妊娠中后期，腺泡开始分泌初乳。分娩后，腺泡和导管分泌物集聚，分泌乳汁。

　　总之，乳房在发生、发育过程中的变化主要和性激素有关。多数乳腺组织的发育异常发生在退化复旧期，乳腺癌亦是如此。女性乳腺癌的高发年龄是中老年，中国人群最高发的年龄段是45~54 岁，在 60~69 岁还有一个小幅升高的发病高峰。

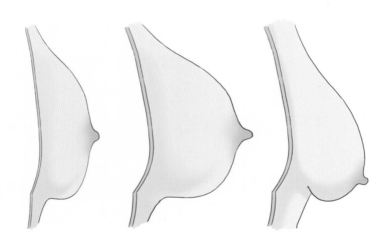

乳腺癌的高发人群

乳腺癌的病因和发病机制复杂，至今尚不完全清楚，但可以明确的是，乳腺癌的发生是遗传、环境和生活方式多种因素相互作用的结果。许多因素可以增加乳腺癌的发病率，被称为乳腺癌的高危因素。

这些都是乳腺癌高发人群，你了解吗？

家族史和遗传因素

乳腺癌家族史是乳腺癌发生的危险因素，一级亲属（母亲，女儿，姐妹）中有乳腺癌患者，其患乳腺癌发病风险是正常人群的 2~3 倍，并且相对危险度随着罹患乳腺癌亲属人数的增加和诊断年龄的更加年轻而提高。3 个以上一级亲属患乳腺癌，其发病风险增加 4 倍；一级亲属 40 岁前患乳腺癌，其发病风险增加 5 倍。有家族史的女性，要多关心乳房的健康问题，建议 35 岁以后定期到医院做乳腺体检。

与乳腺癌关联性最强的遗传因素是 BRCA1 或 BRCA2 两个抑癌基因的突变，其会导致乳腺癌和卵巢癌的发病风险显著提高。BRCA1 基因突变，一生累计乳腺癌的发病风险为 55%~65%。BRCA2 基因突变，一生累计乳腺癌的发病风险约为 45%。多个直系亲属罹患乳腺癌的女性，可以考虑做 BRCA1/2 的检测。

内源性激素相关因素

性激素　　性激素（包括雌激素和孕激素）具有调节乳房的生长发育和生理功能的作用，乳腺组织暴露于体内高性激素环境中的周期延长、雌 / 孕激素分泌的周期或比例失调等因素都可能增加乳腺癌发病风险。

月经　　初潮年龄过早（小于 11 岁）、绝经年龄过晚（大于 55 岁）均是发生乳腺癌的高危因素。11 岁或更小年龄初潮的女性比 14 岁或更大年龄初潮的女性患乳腺癌的危险度增加 20%。而绝经年龄推迟 1 年，患乳腺癌的风险增加 3%。月经周期与乳腺癌风险增加的相关性是乳腺组织暴露于体内高雌激素环境的周期延长的结果。

生育　　内源性激素对乳腺癌发生风险的影响还表现在生育对乳腺癌的影响，第一胎足月产龄迟于 35 岁或从未生育者，乳腺癌发病风险是 20 岁前就正常生育女性的 2 倍。但第一次正常生育后几年女性的乳腺癌发病风险并不降低，10~15 年后才出现发病风险的下降。每多生育 1 胎，发病风险再下降 7% 左右。

哺乳　　哺乳可以降低乳腺癌发病风险，而且母乳喂养时间与乳腺癌发病风险呈负相关，哺乳时间每满 1 年，乳腺癌发病风险可以降低约 5%。其原因可能是泌乳诱发独特的激素分泌模式，使得体内激素水平达到一个平衡的状态，减少了雌激素的刺激。泌乳还可能促使基因突变的乳腺上皮细胞排出体外。因此，建议女性正常生育后至少哺乳 6 个月到 1 年时间。

肥胖　　肥胖可增加内源性雌激素水平，以致增加乳腺癌的发病风险，肥胖者乳腺癌的发病风险是体重正常女性的 1.5~2.5 倍。与体重不变的女性比较，18 岁以后体重增加 25 千克者乳腺癌发病风险增加 45%，绝经后体重增加 10 千克者乳腺癌发病风险增加 18%，随着体重进一步增加，发病风险还会增加。

因此，行动起来，保持健康体重，可以减少乳腺癌发病风险。

外源性激素补充

针对围绝经期女性的激素替代疗法被证明可使侵袭性乳腺癌发病风险增加 26%。绝经后使用激素替代疗法 5 年以上者，乳腺癌风险增加 35%。含有激素的药物和保健品虽然能延缓衰老，但却可能增加乳腺癌发病风险。口服避孕药也可能存在增加乳腺癌患病的风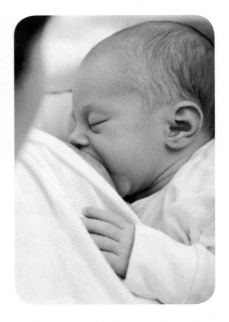险，应避免滥用。但目前也有研究提示，雌激素加天然孕激素的激素替代疗法并未增加患乳腺癌的发病风险，确需激素替代疗法的患者，请咨询专科医生。

生活方式

饮食习惯　过多食用油炸食品、甜食和腌制食物等可增加乳腺癌发病风险，而新鲜水果、蔬菜的摄入等可减少乳腺癌发病风险，常食大豆类食品也能减少乳腺癌发病风险。

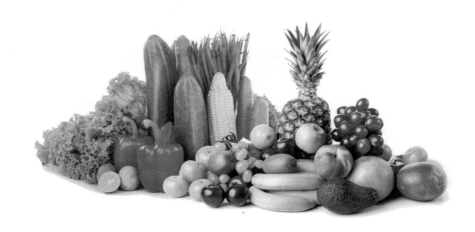

烟酒　吸烟和被动吸烟均可增加乳腺癌的发病风险。饮酒也会增加乳腺癌的发病风险，日均摄入 45 克酒精者患乳腺癌的相对风险增加 1.5 倍，即使每日 5~10 克的酒精摄入也可能增加患乳腺癌的风险。

运动　运动能够减少几乎所有年龄女性患乳腺癌的风险。与极少运动的女性相比，每天进行至少 30 分钟跑步或骑自行车等剧烈运动的女性在绝经前、后患乳腺癌风险都显著减少。运动量与乳腺癌的发病率之间还存在负相关关系，每周坚持 4 小时以上的体育锻炼，即可显著地减少女性乳腺癌发病风险。

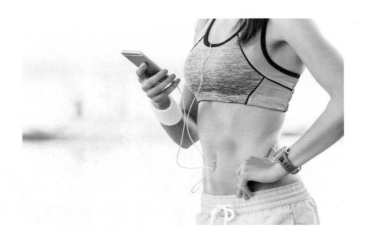

生物钟紊乱和心理创伤　长期熬夜、心理创伤会影响神经、精神对激素分泌的调节，导致免疫力下降，增加患乳腺癌的风险。有生活挫折甚至精神创伤的女性患乳腺癌的风险明显升高。

电离辐射 / 放射线

放射线或放射辐射有一定的致癌作用。经常接受胸部X线检查，有胸部放疗史的女性乳腺癌的发病风险均会增加。所以，应避免没有必要的射线检查，尤其是有BRCA基因突变的女性。

　　总之，基于生活方式与乳腺癌风险的相关性，保持健康饮食、避免主动和被动吸烟、限制饮酒、积极运动、减少工作压力、维持规律的作息时间，都有益于减少女性乳腺癌的发病风险。

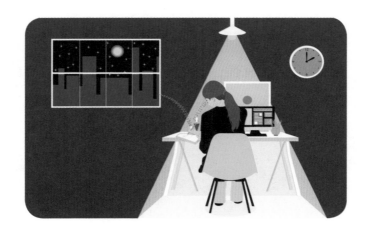

与乳腺癌相关的乳房疾病

乳腺疾病分为炎症性、增生性、肿瘤性三大类，有的病变增加乳腺癌的发病风险，有的疾病在某一阶段与乳腺癌不易区分。与乳腺癌相关的常见乳房疾病有以下几种：

乳腺增生症

网传"十个育龄女性，九个乳腺增生"，事实上，在月经周期中，乳腺上皮和间质随着性激素水平的变化，会发生从增生到复旧的周期变化，月经前数天的乳房肿胀和疼痛是生理性的增生。

当雌、孕激素的分泌和比例失调，或乳腺细胞性激素受体的质和量异常，使乳腺实质增生过度和复旧不全，表现为持续较长时间的疼痛，乳房结节状态或肿块，部分患者合并乳头溢液等症状，称为乳腺增生症。

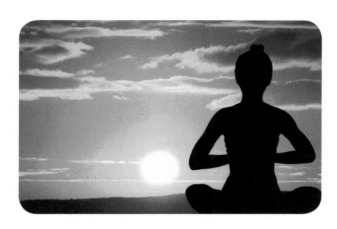

对于伴随轻至中度疼痛的患者，以心理疏导及改变生活习惯为主，对于持续性存在的严重疼痛，可予以中医中药或激素类药物治疗。

如伴有复杂性囊肿应警惕乳腺恶性病变，及时进行活检明确诊断。

乳腺增生症本身并无手术治疗的指征，手术的主要目的是为了避免漏诊乳腺癌，或切除可疑病变。

一般而言，乳腺增生症并不增加患乳腺癌的风险，但病理诊断为非典型增生者，乳腺癌的危险性显著增高，应予以重视，密切随访。

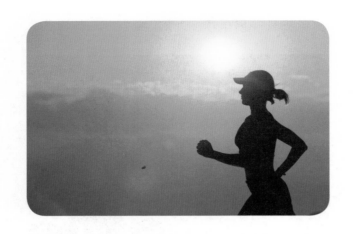

乳腺纤维腺瘤

乳腺纤维瘤是最常见的乳腺良性肿瘤，起源于乳腺的终末导管小叶结构，多发于 18~30 岁，表现为无痛、质硬、活动性好的单发或多发肿块，一般生长缓慢。

纤维腺瘤患者的乳腺癌发病风险不会明显增加。在纤维腺瘤的基础上偶可发生小叶原位癌或导管原位癌。复杂性纤维腺瘤发生乳腺癌的风险增高。

对肿块较大或不能排除恶性病变者应该进行手术干预。

乳腺叶状肿瘤

乳腺叶状肿瘤类似于乳腺纤维腺瘤，伴低度的侵袭性，多发于 40~50 岁女性，表现为局限性的圆形或椭圆形乳房肿块，增长速度较快。

乳腺叶状肿瘤切除后局部复发率高，约 5% 的患者可出现远处转移。

乳腺叶状肿瘤分为良性、交界性和恶性叶状肿瘤三类，诊断依赖于切除标本的病理检查。

良性乳腺叶状肿瘤主要治疗方法是外科手术，要求切除 1 厘米以上的正常组织切缘，无须常规清扫腋窝淋巴结。

交界性或恶性叶状肿瘤可选择性地给予术后辅助放疗，以减少局部复发。

乳腺导管内乳头状瘤

导管内乳头状瘤是纤维血管轴心上覆盖上皮和肌上皮细胞构成的良性病变，分为中央型和外周型乳头状瘤。

中央型乳头状瘤发生于乳房中央，好发于 30~50 岁，表现为血性或非血性乳头溢液，可在乳晕附近扪及肿块。

周围型乳头状瘤发生于乳腺周边，发病年龄较年轻，症状常不明显，部分患者也可有乳头溢液或肿块。

不伴有非典型增生的中央型或外周型导管内乳头状瘤发生

乳腺癌的风险分别增加了 2 倍或 3 倍。伴有非典型增生的导管内乳头状瘤发生乳腺癌的风险增加 7.5 倍。

乳腺导管内乳头状瘤治疗以外科治疗为主，应适当扩大手术切缘。

非哺乳期乳腺炎

乳腺炎临床常见，一般分为哺乳期和非哺乳期乳腺炎。非哺乳期乳腺炎在肿块阶段，在临床症状体征上有时与乳腺癌不易区别。非哺乳期乳腺炎又分为浆细胞性乳腺炎和肉芽肿性乳腺炎两类。起病均表现为乳房肿块，疼痛。彩超、X 线均无特异性改变。病情进一步进展后表现为红肿、破溃出脓，可有患侧腋窝淋巴结肿大。

浆细胞性乳腺炎由于乳头下大导管扭曲阻塞，内容物外溢，诱发浆细胞、淋巴细胞浸润。发病年龄小，20 岁左右常见。肿块较小，常见于乳晕周围，疼痛较轻。多形成乳晕旁小脓肿，继发细菌感染后脓肿增大，常形成单个脓腔。治疗以手术为主。

肉芽肿性乳腺炎发病年龄较大，中位年龄约 30 岁，多为经产妇。该病是对以前积存乳汁的超敏反应，炎症反应以小叶为中心，发病部位在各个象限，形成远离乳头的多发脓肿，疼痛较剧，后期大片病灶坏死、融合，此起彼伏。肉芽肿早期彻底切除效果尚好，病变波及全乳后，全切病灶对乳房外形影响必然很大，往往采用多处切开、清除病变组织、引流等手术方法。部分患者反复手术，反复复发，不得已时会进行皮下腺体切除术。联合药物治疗可取得较好效果。合并高泌乳素血症者给予溴隐亭口服治疗，可使用的其他药物包括激素、免疫抑制剂、抗生素、抗结核药物、中药等。

乳腺癌的早期症状

乳房肿块

大部分乳腺癌患者表现为乳房肿块。多种乳腺良性病变也以乳房肿块为主要症状，但乳腺癌性肿块通常是单个肿块，形态不规则，边缘不清晰，质地偏硬，活动度差，少数病例可有疼痛。

警惕！这些都是
乳腺癌的症状

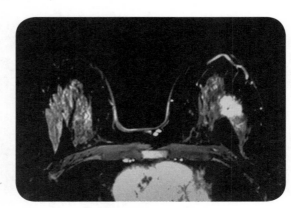

乳房肿块磁共振影像

乳头溢液

乳腺癌导致的乳头溢液一般为血性或褐色，常为单侧乳房的单个乳管溢液，多数伴有乳腺肿块，挤压肿块部位可见溢液流出。应及时进一步检查，以便与其他良性病变引起的乳头溢液相区分。

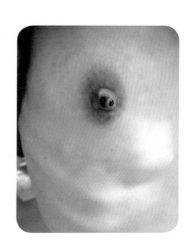

乳头回缩和凹陷

乳腺癌侵犯乳头或乳晕下方时，可牵拉乳头，使乳头偏斜、回缩、凹陷，与对侧明显不对称。乳腺癌应与乳房佩吉特病相鉴别，佩吉特病以乳头及乳晕部瘙痒、糜烂或伴鳞屑状痂皮为主要表现，可以伴有乳房内肿块。

乳房皮肤改变

乳腺癌侵犯乳腺腺体与皮肤之间的韧带可使皮肤局部凹陷如酒窝（"酒窝征"）。癌细胞阻塞乳房皮肤的淋巴管回流可引起皮肤水肿，

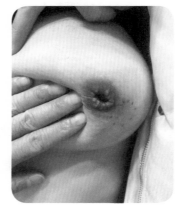

毛孔增大如橘皮（"橘皮样"改变），甚至可引起皮肤红肿和局部皮温升高。

腋窝淋巴结肿大

部分乳腺癌患者因腋窝淋巴结肿大而发现患病。肿大的淋巴结初为质硬、散在、可推动，随病情进展，可与周围皮肤和组织粘连固定。

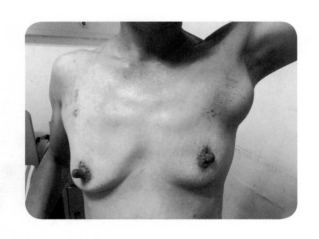

当发现上述症状之一，必须及时到医院就诊，以免耽误疾病诊治。即便无明显症状体征，40岁以上的女性，也应定期前往专科医院进行乳房体检和乳腺癌筛查，以便及时发现更早期的乳腺癌，获得更大的治愈机会。

PART 2

乳腺癌看病不犯难

乳腺癌患者该如何选择医院

在现实生活中，患者被诊断为乳腺癌后，都会有手足无措之感，常会纠结该去哪个医院看病？去哪个医院能得到更好的治疗和关怀？

平常大家想要熟悉及了解医院可能有以下的方式：

网络；

亲朋好友介绍；

就近；

社区医院推荐；

医院有熟人；

病友介绍。

虽然方式很多，但仍然经常有患者由于盲目求医，结果既浪费了钱，又延误了病情。

因此，当您患病后，选择合适的医院就诊是很重要的一步。作为乳腺专科医生，我们建议患者选择就诊医院时考虑以下几方面因素：

医院诊断乳腺癌的条件

乳腺癌诊断需要的相关设备

正确诊断是治疗的前提和基础。乳腺肿瘤的诊断需要经过三个步骤，分别为临床诊断、影像诊断、病理学诊断。

这几种诊断的可靠性依次递增，病理学诊断为最高级别、最可靠的诊断依据，是确诊乳腺癌的金标准。因此，您就诊的医院必须配备这些诊断所需的设备并掌握相关技术。

你准备就诊的医院是否配备这些设备，可在该医院的官方网站上查询。一般肿瘤专科医院或省级三甲综合医院都会配备相关设备。乳腺癌诊断所需要的基本设备包括以下这些：

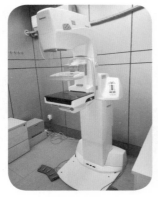

钼靶 X 线机

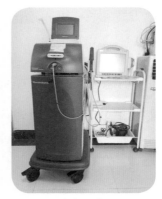

乳腺微创旋切

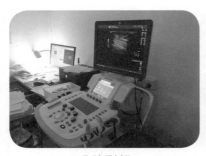

乳腺彩超

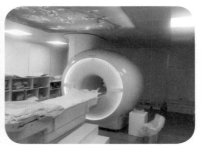

磁共振

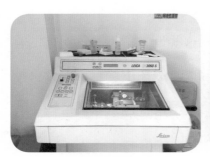

冰冻切片机

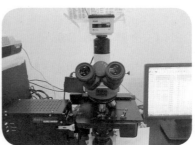

荧光显微镜

乳腺癌治疗需要的相关技术

乳腺癌的规范化治疗需乳腺外科、乳腺内科、乳腺放疗科、乳腺放射科、乳腺病理科等乳腺相关多学科合作，即肿瘤多学科团队（MDT）协作。

单一的某项治疗无法得到最好的治疗效果，医院具备全部相关的科室和诊断治疗技术，是选择该医院最重要的参考依据。

乳腺癌相关的治疗技术包括以下这些：

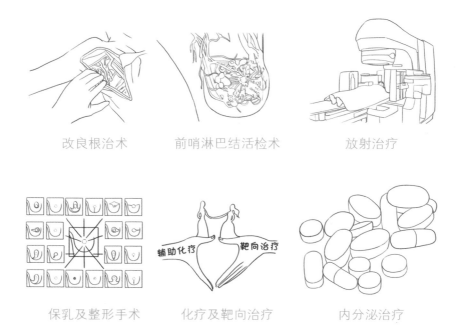

改良根治术　　　前哨淋巴结活检术　　　放射治疗

保乳及整形手术　　　化疗及靶向治疗　　　内分泌治疗

哪些医院能够为乳腺癌的诊断和治疗设置齐全的专业学科呢？肿瘤专科医院一般都具备这些条件。因为其医护人员、技术、设备等医疗资源就是为诊治癌症而配置的。

因此，对于乳腺癌患者的就医，我们的推荐是：

首先推荐省级肿瘤专科医院。

其次推荐的是三级甲等综合医院。

再其次推荐的是条件较好的市级肿瘤专科医院。

最后，如果到县级医院诊治，建议请省级专家指导，制定综合治疗方案后，可在有条件的县级医院完成部分或全部治疗（手术、化疗或康复与姑息治疗等）。

医院乳腺专科的学科水平

如何判断一个科室的水平呢？下列因素可以帮助患者做出合适的选择。

临床医疗技术：卫生行政管理部门每年会根据各医院的医疗质量与安全指标进行排名，可在网上查询。

学科领军人物：一个科室学科领军人物的地位，不仅是对其个人学术地位的认可，也是对一个科室的整体学术地位的充分肯定。

患者就医感受: 包括就医环境是否舒适, 就诊流程是否合理通畅, 医务人员的服务态度和质量, 各项检查排队时间等。

业界的学术影响力和口碑: 专科医生通过学术交流等途径, 比较了解哪些医院的本专业诊治水平更好, 可咨询这些专科医生。

医保资质: 医保报销可以降低患者就诊成本, 这个因素也必须考虑。

上述因素可作为基本参考指标, 结合自己所在的地理位置、病情轻重、经济情况等因素, 综合考虑, 争取选择一个最合适、最满意的医院。

怎样选择医生

确定好就诊医院, 接下来要考虑的问题可能是应该找哪个医生诊治。一般而言, 要了解医生的专业、诊治水平和服务态度可以通过以下的途径。

医院官网的介绍

每个医院的官方网站上都会有各个学科专家的介绍, 具有权威性和真实性。通过医院官网查看拟去就诊医院的医生信息, 可以帮助您找到合适的诊治医生。

听患者口碑

咨询认识的乳腺癌康复者或其家属，听他们讲就诊经历。一般情况下，她们都很了解乳腺癌的诊治过程，熟悉不少的乳腺专科医生。他们推荐的医生，一般是比较值得信任的。

了解内行医生评价

一个医生专业水平的高低，熟悉他的同行最为了解，如果能咨询他们，或让他们给你推荐，您也可以放心地找所推荐的医生。

听医生言谈

医学是科学，好的医生都尊重客观事实，摆事实、讲数据，结合自己的临床经验，又顾及患者及家属的感受，实事求是地分析病情，谈预后。如果一个医生向你滔滔不绝地吹嘘他的水平多高，保证一定能治好您的乳腺癌，那他不一定是一个称职的医生，这样的医生不建议您选择。

看医生的品格特征

好医生不一定都是帅气或美貌的，但一般都是很有亲和力、平易近人的。医生为患者服务的特点就决定了好医生是和蔼可亲，让人感到值得信赖的。那种让人敬而远之的或非常威严的医生，或者是不严肃的医生，可能不是你能依赖的好医生。

乳腺癌患者选择医院及医生的误区

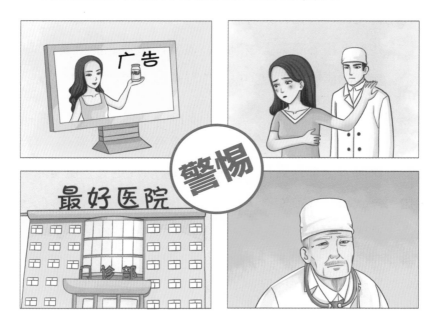

误区一：广告说的都可信

释疑：报纸、电视等媒体上的广告不一定都可信，不要过分相信。要去正规医院，不要道听途说，不要相信游医，一个医院的特色和综合实力非常重要。像医学院的附属医院、政府的公立医院、军队医院都是较可靠的医院。要警惕有人打着大医院的幌子行骗，如科室转包等，去这些医院就医要慎重。

误区二：看乳腺疾病不愿意找男医生

释疑：很多乳腺疾病患者不愿意让男医生看病。其实，医生在医院工作时只是把患者当作需要解决病痛的个体，男性或女性的概念比较模糊，没有想象的尴尬。

有些患者担心隐私会被泄露，其实医生关心的就是疾病的诊治，医生和医院也有保护患者隐私的基本原则。

误区三：必须选择全国最好的医院

释疑：对于某一种疾病的诊治，没有最好的医院，只有最合适的医院。全世界而言，的确有的医院名气更大。但实际上，国内很多大型三甲或专科医院对乳腺癌诊治的水平都很高，诊治能力和国外高水平医院不相上下，患者完全可以放心地选择。

误区四：医生越老越好

释疑：现在医生的学校教育和继续教育都非常规范，要经过本科、硕士、博士、规范化培训、专科培训等阶段。再经过一定的工作年限后，医生对本专业范围内疾病的诊治就会积累丰富的经验，并非是越老越好。而且，现在正规医院都是三级医生查房制或主诊医生负责制，对每一个乳腺癌患者的诊治都是团队负责的，每一个团队都有年资高的"老医生"，也有年富力强的中青年医生。因此，找到一个认真负责的医生比找"老医生"更重要。

可能会接受的相关检查

　　需要专用仪器检查才能对乳腺癌做到早期诊断或确立诊断，对乳房的仪器检查分为三类：影像检查（乳腺彩超、钼靶X线、乳腺磁共振检查、乳腺导管镜检查），病理学检查（针吸细胞学、空心针穿刺、真空辅助微创旋切活检），基因检测（BRCA基因检测、21基因检测）。

影像检查

　　相当于给乳房和引流淋巴结照相，常用的乳腺影像检查包括乳腺彩超、钼靶X线和乳腺磁共振（MRI），如同为乳房照"剪影照""倒影照""3D照"。

　　乳腺彩超　　仪器向人体发射的超声波，遇到不同声阻组织的界面后反射回来，由探头接收，经过信息处理，形成一幅人体的断层图像，如同给乳房照"倒影照"。

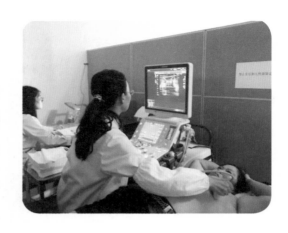

彩超具有无创、无辐射、操作方便的特点，适用于所有患者的乳腺检查及乳腺病灶的随访，在致密型乳腺患者的检查中具有优势，可准确分辨乳腺囊肿或实性肿块，同时可以探查乳腺引流区淋巴结。

超声新技术多普勒检测可了解肿块内新生血管以及肿块周边的血管生成状况，弹性成像检查可了解肿块的硬度，均有利于判断乳腺肿块的良恶性。

但乳腺彩超存在一些缺点，如对无肿块型病灶难以分辨，对位于脂肪层和腺体层的微小钙化难以鉴别，对于以钙化为主要表现的乳腺癌敏感性差。

钼靶X线　用软X线照射乳腺，经光导半导材料俘获穿透不同密度的组织后的X线，转化为数字图像，相当于给乳房照"剪影照"。

乳腺钼靶X线对脂肪型乳腺癌检出率高，对于以钙化为主要表现的乳腺癌具有很高的敏感性和特异性，对以钙化为主要表现而彩超无法发现病灶的乳腺癌可进行钼靶X线定位。

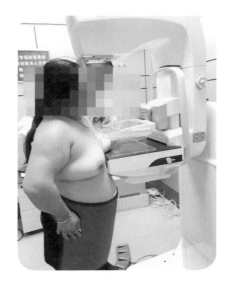

但乳腺钼靶X线也存在缺点，如有一定的有放射性，虽剂量极低对身体无害，但仍不适用于短期内反复检查。对于年轻患者和致密型乳腺的病灶检出率低，检查时患者有轻微的压痛。

乳腺磁共振检查 磁共振检查是在外加磁场的作用下，人体细胞经射频的脉冲冲激后释放能量，经计算机重建获得断层图像，相当于为乳腺照"3D照片"。

乳腺磁共振检查可用于评价乳房异常改变，鉴别良、恶性病灶，判断乳腺癌病灶的累及范围，检查多灶性或多中心病变，以及监测新辅助化疗疗效。

因此，乳腺磁共振检查常用于寻找隐匿性乳腺癌的病灶，评估乳腺彩超或钼靶X线发现的可疑征象，肿块切除术后切缘阳性患者残留病灶的检查，新诊断的乳腺癌患者对侧乳腺的筛查，新辅助化疗疗效评估等。

乳腺磁共振检查检出乳腺癌的敏感性高于乳腺钼靶 X 线和彩超，但有设备昂贵、检查费用高、检查时间长、不能显示微小钙化、不适用于心脏起搏器置入术后的患者、需注射对比剂等缺点。

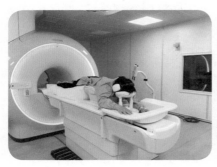 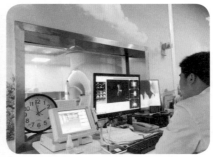

关于三种影像检查方法的选择，一般而言，乳腺彩超是40 岁以下女性乳腺检查、乳腺肿块随访的常规检查。对于 40岁以上，乳腺密度低的患者，乳腺彩超联合钼靶 X 线是主要的检查方式。乳腺彩超及钼靶 X 线不能明确诊断时，会采用乳腺磁共振检查。

乳腺导管镜检查　乳腺导管镜检查是将一根直径很细小的内视镜由乳腺导管口插入，并通过医用监视器直视观察乳腺导管内的情况。一般用于以乳头溢液为主要表现、无肿块、影像检查较难发现的导管内微小病灶。

该检查方式可以起到明确乳头溢液的病因，减少不必要的手术，缩小了手术范围，准确定位以方便切除病变的作用。

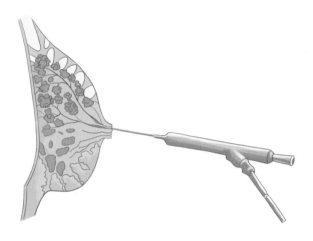

病理学检查

病理学检查是取得肿瘤组织后，固定染色，在显微镜下进行的病理诊断。病理学检查是医生在显微镜下对肿瘤良、恶性的"判决"，是乳腺癌诊断的金标准，包括细胞学检查和组织学检查两类。

针吸细胞学检查（FNAC） 即细针（如普通注射器）穿刺，吸取病灶部位中的细胞等成分作涂片，观察其肿瘤与非肿瘤细胞形态改变和间质变化的检查。该方法简便、安全、快速，敏感性好，确诊率高。

但细针穿刺的组织量及其细胞成分较少，标本中的组织形态和细胞间质结构大部分或完全丧失，不能反映病变类型的全貌。

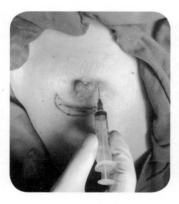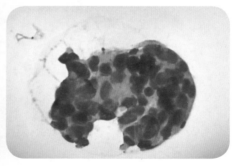

空心针穿刺活检（CNB） 即借助空心穿刺枪，对乳腺的可疑病灶（肿块、增厚区域、钙化灶等）进行穿刺，取出部分腺体组织的检查。

空心针活检取出的标本形状为条状，不仅可明确诊断，还可用于免疫组化方法检测多项指标、荧光原位杂交法（FISH）

检测 HER2 基因是否扩增，为手术治疗、化疗、内分泌治疗、靶向治疗等提供病理依据。

空心针穿刺活检是一种安全、可靠、便捷的病理诊断方法。在我国大型医院的乳腺中心，空心针穿刺活检已经逐渐取代细胞穿刺细胞学检查和手术切除活检，成为最常用的诊断手段。

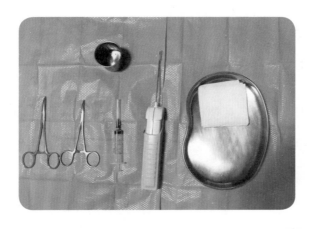

真空辅助微创旋切活检　　乳腺肿瘤真空辅助乳腺微创旋切系统是在实时超声或钼靶 X 线定位引导下，通过穿刺针孔对乳腺可疑病灶进行反复切割，以获取较多乳腺组织样本，用于病理学检查。

微创旋切获取的乳腺的肿瘤组织标本量充足，诊断的准确性高于空心针穿刺活检，为乳腺癌早期发现和诊断提供了更好的方法，同时也可进行乳腺良性肿瘤的微创切除。

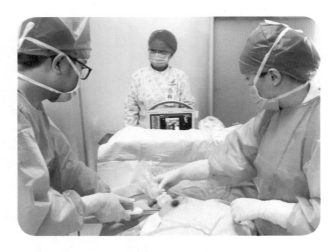

经过穿刺或手术获得的肿瘤组织标本，送给病理医生进行病理检测，最后患者会拿到一份诊断报告，它是最终确认诊断的依据。

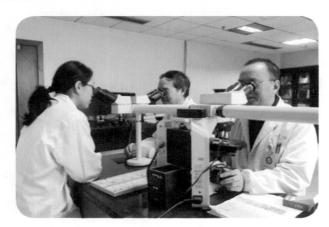

病理报告上主要包括以下内容：

组织学分类　　非浸润性癌包括导管内癌等，指癌细胞局限在乳腺导管上皮基底膜内，预后非常好。一般不需要化疗，手术后就可以恢复正常生活。浸润性非特殊癌是最常见的类型，约占所有乳腺癌的 75% 以上。浸润性特殊癌包括乳头状癌、小管癌、黏液腺癌等，预后比浸润性非特殊癌好。

组织学分级　　反映的是肿瘤与正常组织的差异，分 Ⅰ～Ⅲ级，分级越高，肿瘤的生物学行为越差，恶性程度越高。但恶性程度的高低并不完全说明生存期的长短，它只是一个参考指标。

肿瘤的大小　　指的是病灶浸润周围组织的面积，一般分为三种程度：最长径小于 2 厘米，最长径 2 厘米至 5 厘米，最长径大于 5 厘米。小的肿瘤比大的肿瘤情况要好。

手术切缘　　阴性表示肿瘤已切除干净。阳性表示有癌细胞残留，需要再次手术或者尽早放疗。

是否侵犯脉管／淋巴管　　表示癌细胞的侵袭性大小，脉管／淋巴管癌栓提示预后相对较差。

腋窝淋巴结转移情况　　一般来说，淋巴结转移是重要的预后指标，用 X/Y 表示：X 代表转移淋巴结数，Y 代表送检病理数。X 值愈大预后越差。淋巴结转移状况用于指导治疗方案的制订，如是否需要化疗、放疗等。

ER 表示雌激素受体，（＋）表示阳性，表达越强，表达阳性的细胞百分率越高，表示患者的雌激素受体水平越高，患者进行内分泌治疗的效果越好。

PR 表示孕激素受体，它和 ER 都反应患者能否进行内分泌治疗。

HER2 表示人类表皮生长因子受体。如果它是阳性，患者就可以用相应的靶向药治疗。如果是阴性，患者对靶向药治疗就不敏感。目前做的免疫组化检测结果，HER2（3+）才表示阳性，HER2（0）、HER2（1+）表示阴性。HER2（2+）表示不能确定是阴性还是阳性，需要做 FISH 试验进一步确定。FISH 试验阳性则判断为 HER2 阳性，FISH 试验阴性则判断为 HER2 阴性。

Ki67 表示肿瘤增殖指数。如果肿瘤长得快，那么 Ki67 的阳性百分数就会高。如果 KIi67 数值比较低，则说明肿瘤长得比较慢。

病理报告单上可能还会有其他指标，但剩余的指标可能是用于与别的疾病做鉴别诊断，或者是目前还在探索的一些标记物，所以这些指标的阴性、阳性不能明确表示什么临床意义。

基因检测

基因检测是对乳腺癌细胞进行追根溯源，从癌细胞的基因水平去判断患者的预后和优化治疗方案。目前有临床应用价值的乳腺癌的基因检测方法如下述：

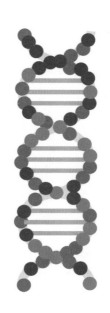

BRCA 基因检测　BRCA 即是乳腺癌易感基因，包括 BRCA1 和 BRCA2，属于抑癌基因，有助于维持细胞遗传物质功能正常。

BRCA1 和 BRCA2 中的任何一个基因出现遗传性突变，患乳腺癌与卵巢癌的可能性也就大大增加。检测该基因还可以帮助医生为乳腺癌患者选择最优化的治疗方案。

有以下危险因素的人建议作 BRCA 基因检测：近亲有 2 位以上罹患乳癌；有近亲小于 45 岁就罹患乳腺癌、三阴乳腺癌、男性乳腺癌。

21 基因检测　对乳腺癌肿瘤组织中 21 个基因的表达进行检测和分析，通过特定的算法把基因表达量转化为复发评分，为临床判断患者复发风险和是否需要化疗准备依据。

对于 ER/PR 阳性，HER2 阴性，淋巴结阴性的早期患者，如果复发评分小于 18 分，可以不接受化疗，术后仅用辅助内分泌治疗即可；18~31 分，可以在内分泌治疗的基础上加化疗；31 分以上则必须要化疗联合内分泌治疗。

关于检查你可能会问医生的问题

 乳腺钼靶 X 线多久做一次？

 虽然这个检查有一定的放射性，但是剂量极低，对身体无害。作为乳腺癌筛查，推荐 1~2 年 1 次，作为有症状体征的患者检查，根据医疗需要而定。

 乳腺钼靶 X 线比乳腺彩超检查的准确性高吗？

 乳腺彩超是无创检查，可准确反映肿块的位置、大小、形态、边界、内部回声、血流信号等，对乳腺肿块的诊断具有优势。
乳腺钼靶 X 线在乳腺密度低的乳房检查中可

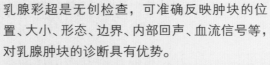

以更清楚地显示病灶，尤其是对乳腺内的微小钙化灶，在诊断以钙化为主的早期乳腺癌方面具有优势。

因此，乳腺彩超和乳腺钼靶 X 线各有优缺点，必要时需要结合两者以提高诊断准确性。

什么是 BI-RADS 分级？

在医院做了乳腺影像检查，不管是彩超、钼靶还是乳腺磁共振检查，报告上都会出现 "BI-RADS 分级"，后面跟着Ⅰ、Ⅱ、Ⅲ或Ⅳ等数字，往往看得一头雾水，弄不清楚是怎么回事。

其实，BI-RADS 分级是指美国放射学会的乳腺影像报告和数据系统（Breast Imaging Reporting and Data System）的缩写。BI-RADS 分级法将乳腺病变分为 0~6 级，用来评价乳腺病变良恶性程度。一般来说，级别越高，恶性的可能性越大。

- BI-RADS 0 级：不能全面评价病变。需要补充其他相关影像检查进一步评估。
- BI-RADS 1 级：阴性结果，超声检查未见异常的表现，亦即正常乳腺。
- BI-RADS 2 级：良性病变，可基本排除恶性。

- BI-RADS 3 级：可能是良性病变，恶性率一般小于 2%。
- BI-RADS 4 级：可疑恶性病变、需要活检。进一步分为 4a、4b、4c。
  - ① 4a：恶性可能性较低（2%~10%）。
  - ② 4b：倾向于恶性。恶性可能性为 10%~50%。
  - ③ 4c：进一步疑为恶性，可能性 50%~95%。
- BI-RADS 5 级：高度可能恶性，恶性可能性 95%。
- BI-RADS 6 级：已经过活检证实为恶性。

穿刺活检会导致肿瘤转移吗？

穿刺活检是一种安全、可靠的病理诊断方法，作为术前诊断不会增加乳腺癌复发转移风险。在我国，大型医院的乳腺中心越来越多地采用穿刺活检诊断。

什么是乳腺癌的免疫组化检测？

指通过抗原与抗体会发生特异性结合的原理，通过化学反应使细胞中特定的蛋白质显色，对其进行定位、定性和相对定量检测。主要用来检测乳腺癌细胞中 ER、PR、HER2、Ki67 等蛋白的表达及强度，用以指导乳腺癌的治疗方案的选择。

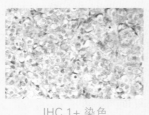

IHC 1+ 染色

IHC 2+ 染色

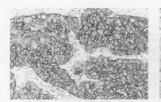

IHC 3+ 染色

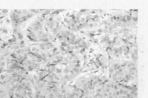

IHC 4+ 染色

什么是 FISH 检测?

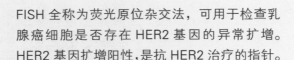

FISH 全称为荧光原位杂交法，可用于检查乳腺癌细胞是否存在 HER2 基因的异常扩增。HER2 基因扩增阳性,是抗 HER2 治疗的指针。

 什么情况下需要做 FISH 检测?

对乳腺癌 HER2 阳性或阴性，要结合免疫组化和 FISH 检查的结果综合判断。一般对免疫组化检测 HER2 结果为 2+ 或 1+ 伴高危因素的患者，有必要再做 FISH 检测。

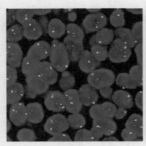 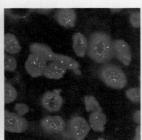

HER2/CEP17 阴性　　　　HER2/CEP17 阳性

三阴性乳腺癌是怎么回事?

三阴性表示三个指标是阴性的,即雌激素受体 ER、孕激素受体 PR、人类表皮生长因子 HER2 这三个指标都是阴性时,称为三阴性乳腺癌。

大部分三阴性乳腺癌是不好治的,内分泌治疗和靶向治疗疗效都不明确,仅有化疗一种系统治疗方法,容易出现转移。但高复发风险期在 5 年内,5 年后的复发风险可能低于激素受体阳性型乳腺癌。

也有一小部分患者情况较好,这部分患者虽然是三阴性乳腺癌,但肿瘤细胞长得比较慢。所以三阴性乳腺癌患者应该关注 Ki67。如果 Ki67 大于 20%,则说明恶性程度较高;如果是 10% 或 5%,则表示恶性程度比较低,增殖很慢,预后较好。

 什么是炎性乳腺癌?

炎性乳腺癌是一种罕见的特殊类型乳腺癌,特点是乳房弥漫性增大,皮肤红肿、增厚、变硬,出现橘皮样外观,范围超出整个乳腺的 1/3。发病急剧,病程进展快。病理表现为癌细胞播散到皮下淋巴管网，形成癌栓，使淋巴回流受阻，毛细血管受阻扩张。

炎性乳腺癌应采用综合治疗。首先进行新辅助化疗，对 HER2 检测阳性者，化疗中联合应用曲妥珠单抗靶向治疗。获得临床缓解者，化疗结束后再进行手术治疗、放疗和系统治疗。手术治疗推荐乳房切除加腋窝淋巴结清扫术。炎性乳腺癌预后差。

我已经确诊为乳腺癌，手术前后都做了病理检测。为什么出现复发转移后，大夫还说要重新穿刺活检？

乳腺癌原发灶与转移灶可能存在明显的生物学标志物差异。乳腺癌的治疗讲究分型施治，比如原发灶可能是三阴性，而转移灶再次活检却变为 HER2 过表达型，那么患者的治疗策略将会发生变化，用药的选择也会发生改变。再次活检可能为患者带来新的治疗机会，延长生存时间。

PART 3

乳腺癌的治疗

乳腺癌的分期和分子分型

目前，乳腺癌的治疗在规范的基础上，越来越强调个体化，提倡精准治疗的理念。治疗方案的制订，都是以分期和分子分型为依据的。

分期

乳腺癌分期通常根据原发肿瘤大小（T）、淋巴结转移（N）和远处转移（M）进行分期，在 TNM 每个字母下面再附加上 0、1、2、3、4，表示癌细胞在每个方面侵犯的严重程度和范围。具体的 TNM 分期如下：

T	0	原发肿瘤未检出
	is	原位癌
	1	肿瘤最大径≤2厘米
	2	2厘米<肿瘤最大径≤5厘米
	3	肿瘤最大径>5厘米
	4	肿瘤任何大小，直接侵犯胸壁和皮肤
N	0	淋巴结无转移
	1	腋窝淋巴结转移1~3枚，转移灶2毫米以内为N1期微转移
	2	患侧腋窝淋巴结转移4~9枚，或患侧内乳淋巴结转移而无腋窝淋巴结转移
	3	患侧腋窝淋巴结10枚或10枚以上，患侧内乳淋巴结转移伴1个以上腋窝淋巴结转移，或患侧锁骨上淋巴结转移，或锁骨下淋巴结转移，或3个以上腋窝淋巴结转移伴无临床表现的镜下内乳淋巴结转移
M	0	无远处转移
	1	有远处转移

2017AJCC 第八版

根据 TNM 分期可以再做相应临床解剖分期。

解剖分期	T 分期	N 分期	M 分期
0 期	T_{is}	N_0	M_0
I A 期	T_1	N_0	M_0
I B 期	T_0	N_{1mi}	M_0
	T_1	N_{1mi}	M_0
II A 期	T_0	N_1	M_0
	T_1	N_1	M_0
	T_2	N_0	M_0
II B 期	T_2	N_1	M_0
	T_3	N_0	M_0
III A 期	T_0	N_2	M_0
	T_1	N_2	M_0
	T_2	N_2	M_0
	T_3	N_{1-2}	M_0
III B 期	T_4	N_0	M_0
	T_4	N_1	M_0
	T_4	N_2	M_0
III C 期	任何 T	N_3	M_0
IV 期	任何 T	任何 N	M_1

乳腺癌的分子分型

临床根据雌激素受体、孕激素受体、人表皮生长因子受体 2、Ki67 这 4 个指标的免疫组化检测结果对乳腺癌进行分子分型，用于指导乳腺癌系统治疗的选择。

分子分型	指标			
	ER	PR	HER2	Ki67
Luminal A 型	阳性	高表达阳性率 ≥ 20%	阴性	低表达
Luminal B 型（HER2 阴）	阳性	低表达	阴性	高表达
Luminal B 型（HER2 阳）	阳性	任何	阳性	任何
HER2 型	阴性	阴性	阳性	任何
三阴性	阴性	阴性	阴性	任何

乳腺癌的治疗原则

乳腺癌的治疗原则是根据不同分期和分子分型，采用局部治疗和全身治疗相结合的综合治疗方法，以提高远期生存率和生活质量。

I期或II期乳腺癌　采用以手术治疗为主的综合治疗。一般先手术，术后再根据分期、病理特征和分子分型进行辅助放疗、化疗、内分泌治疗和分子靶向治疗等。对肿块较大、有保乳意愿的患者，也可以考虑术前进行新辅助治疗，降期后进行保乳手术。

III期乳腺癌　一般先进行术前新辅助治疗，降期后再手术，术后再根据病理和免疫组化结果给予放疗、内分泌治疗、靶向治疗等。

IV期乳腺癌　也被称为晚期乳腺癌，治疗方案是以系统治疗（药物治疗）为主的综合治疗。

乳腺癌的基本治疗方法

随着对乳腺癌生物学行为认识的不断深入，治疗理念也在发生转变与更新，形成了循证医学与精准医学相结合的个体化治疗时代。乳腺癌基本的治疗方法包括外科手术、放射治疗、术后辅助治疗、内分泌治疗、生物靶向治疗等。各种治疗方法应个体化地综合应用于每一个具体的患者。

外科手术

外科手术是乳腺癌最重要的治疗手段。现代乳腺外科遵循"最小有效手术""切除与整形结合"的理念，在完全切除肿瘤的同时，尽量保留乳房功能及外形。手术方式有乳腺癌改良根治术、保乳术、前哨淋巴结活检术、乳房重建手术等。

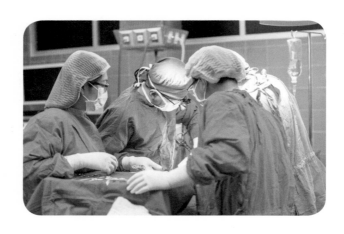

改良根治术

改良根治术是针对乳腺癌患者采取的常见外科术式。手术范围包括乳房全切和腋窝淋巴结清扫，将整个患病的乳房连同肿瘤、腋窝Ⅰ、Ⅱ水平的淋巴结及周围的脂肪组织一同切除。适合于无保乳适应证或不愿保乳、腋窝淋巴结阳性的患者。选择改良根治术的患者可选择同时做即刻乳房重建术，避免术后乳房的缺失。

保乳手术

保乳手术是切除肿瘤及瘤周的部分腺体组织到达切缘阴性的手术，已经成为早期乳腺癌的一种标准治疗模式，疗效与传统的乳房全切相同。

为达到切除癌灶而又保留乳房的目的，术前需要经过影像评估确定是否符合保乳手术条件，术中术后的病理评估达到切缘阴性，并应用整形手术技巧恢复乳房良好外形，术后还需全乳腺放疗以降低复发风险。

保乳手术的适应人群：

临床 I 期、II 期的早期乳腺癌，T_1 和 T_2 分期，且乳房有适当体积，肿瘤与乳房体积比例适当，术后能够保持良好乳房外形的患者。

III 期患者经术前化疗或术前内分泌治疗降期后达到保乳手术标准时，也可以慎重考虑。

前哨淋巴结活检术

前哨淋巴结活检是早期乳腺癌的标准腋窝分期手段，临床淋巴结阴性的早期乳腺癌均应做前哨淋巴结活检。前哨淋巴结阴性者不再需要做腋窝淋巴结的清扫术。

乳腺癌术后乳房重建术

乳腺癌手术治疗后，可能造成乳房的缺失或乳房外形的毁损。乳房重建可以帮助乳腺癌患者重塑身体外形，使两侧乳房外形基本对称。患者在穿上衣服后，可以自信地恢复正常的社会角色和生活角色。

乳房重建可以在全乳切除的同时完成，称为即刻重建。乳房重建也可以在全乳切除术后的数月或数年后进行，称为延期重建。

根据重建的材料，乳房重建可以分为自体组织（皮瓣）重建、植入物（假体）重建及联合两种材料（如背阔肌联合植入物）的重建。

放射治疗

放射治疗是采用放射线治疗肿瘤，通常采用 X（γ）线、电子线或质子射线杀灭和损伤癌细胞。包括手术后辅助放疗（目的是降低术后复发转移的概率）和晚期乳腺癌姑息放疗（目的是缓解症状、延长生存）。

术后辅助放疗的适应证包括：

保乳手术后；

乳腺原发肿瘤直径 5 厘米以上；

淋巴结阳性 4 枚及以上；

淋巴结阳性 1~3 枚并伴有高危因素。

乳腺癌患者经过保乳手术和辅助放射等综合治疗后，5 年局部复发率和 5 年生存率与采用全乳切除术的患者基本相同，90% 以上的患者对美容效果满意。而保乳术后未做辅助放疗的患者，5 年局部复发率超过 1/3。这充分说明了保乳手术后进行辅助放疗的必要性。

保乳术后，淋巴结阴性的乳腺癌患者，放疗区域为患侧全乳和瘤床加量；淋巴结阳性并进行腋窝清扫术后，放疗区域为患侧全乳、瘤床加量和区域淋巴结；淋巴结阳性并进行前哨淋巴结活检术后，应根据复发风险决定高危切线野或全区域淋巴结照射。

乳房切除术后，对淋巴结阳性并行腋窝清扫后的乳腺癌患者，放疗区域为胸壁和区域淋巴结；对肿瘤直径 5 厘米以上且淋巴结阴性的患者，放疗区域考虑胸壁和区域淋巴结；对肿瘤直径 5 厘米以下且淋巴结阴性的患者，不考虑放疗。

化学治疗

化学治疗简称化疗，是利用化学药物阻止癌细胞的增殖、浸润、转移，杀灭癌细胞的一种治疗方式，包括术前新辅助化疗、术后辅助化疗、晚期乳腺癌的解救化疗等。

术后辅助化疗

术后辅助化疗的目的在于根除机体内残余的肿瘤细胞以提高外科手术后的治愈率。常用的化疗药物包括蒽环类、紫杉类、环磷酰胺等。

术后辅助化疗的适应人群包括：

浸润性肿瘤大于 2 厘米。

淋巴结阳性。

激素受体阴性。

HER2 阳性（对 T_{1s} 以下患者目前无明确证据推荐使用辅助化疗）。

组织学分级为 3 级。

HER2 阴性乳腺癌常用的辅助化疗方案包括：

AC（EC）-T，TC，AC，TAC 等。A 指多柔比星，E 指表柔比星，C 指环磷酰胺，T 指紫杉醇或多西紫杉醇。

化疗周期数为 4~8 个周期。

术后辅助抗 HER2 靶向治疗

靶向是在细胞分子水平上，针对已经明确的致癌位点的治疗。HER2 是与乳腺癌预后密切相关的癌基因，20%~30% 的乳腺癌中可检测到 HER2 基因的过表达。抗 HER2 靶向药物的应用显著地改善了 HER2 阳性乳腺癌的预后。针对 HER2 靶点的有效的靶向药物有曲妥珠单抗、帕妥珠单抗、拉帕替尼、TDM-1 等。

在乳腺癌的术后辅助治疗中，抗 HER2 靶向治疗一般与化疗联合使用，常用的辅助治疗方案有：

AC（EC）-TH；TCbH；TC4H；wPH。A 指多柔比星，E 指表柔比星，C 指环磷酰胺，T 指紫杉醇或多西紫杉醇，P 指紫杉醇，Cb 指卡铂、H 指曲妥珠单抗。

化疗周期数为 4~8 个周期。曲妥珠单抗的使用时间为 1 年。

术前新辅助治疗

新辅助治疗是指在局部手术前所做的全身系统治疗，目的是使乳房肿块缩小和区域转移淋巴结缩小，及早杀灭看不见的转移细胞，以利于后续的手术。新辅助治疗还可提供预后信息和指导后续辅助治疗的选择。

术前新辅助治疗的适应人群包括：

临床分期为 III A（不含 T_3、N_1、M_0）、III B、III C 期。

临床分期为 II A、II B、III A（仅 T_3、N_1、M_0）期，对希望缩小肿块、降期保乳的患者，也可考虑新辅助治疗。

三阴或 HER2 阳性乳腺癌、原发肿瘤直径大于 2 厘米或淋巴结阳性的患者，也可以选择术前新辅助化疗。

新辅助治疗方案：

辅助化疗的方案适用于新辅助化疗。

临床研究中可设计 pCR 率优于辅助治疗方案的新方案。

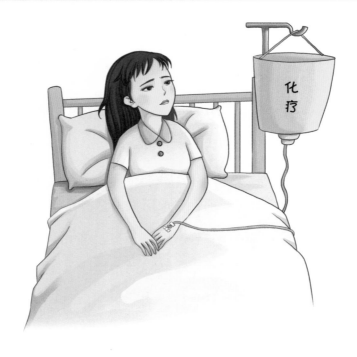

内分泌治疗

乳腺癌是激素依赖性肿瘤，雌激素在大部分乳腺癌的发生发展中起着至关重要的作用。辅助内分泌治疗是通过降低体内雌激素水平或抑制雌激素的作用，达到抑制肿瘤细胞的生长、减少和预防复发转移，增加治愈机会的目的的治疗方法。

如果乳腺癌细胞的雌激素受体（ER）和孕激素受体（PR）两者皆阳性或任一为阳性，那么无论年龄、淋巴结状况、HER2状况，或是否应用了辅助化疗，都应当考虑辅助内分泌治疗。

开始实施术后辅助内分泌治疗前，先需要判断患者是否绝经，这是选择乳腺癌内分泌治疗药物的前提。因为绝经前和绝经后内分泌治疗选择的药物不同。

乳腺癌治疗中绝经的判断

绝经一般是指月经永久性终止，目前乳腺癌诊治指南中绝经的标准是：

双侧卵巢切除术后。

年龄大于 60 岁。

年龄小于 60 岁，停经大于 12 个月，没有接受化疗、他莫昔芬、托瑞米芬或接受抑制卵巢功能治疗，且卵泡生成激素（FSH）及雌二醇水平在绝经后范围内。

年龄小于 60 岁，正在服用他莫西芬或托瑞米芬，FSH 及雌二醇水平应在绝经后范围内。

正在接受促黄体激素释放激素（LH-RH）激动剂或抑制剂治疗的患者无法判断是否绝经。

正在接受化疗的绝经前女性，停经不能作为判断绝经的依据，需连续多次检测 FSH 和 / 或雌二醇水平。

绝经前乳腺癌的内分泌治疗

首选雌激素受体调节剂他莫昔芬。其分子结构类似于雌激素，可以与乳腺癌细胞表面的激素受体结合，从而阻止体内正常雌激素和孕激素与受体结合。如同将一把错误的钥匙插进门锁中，可以很合适地插入，但无法转动，而正确的钥匙却因为锁孔被占而无法开锁。这样，癌细胞无法接受激素的刺激，肿瘤便停止了生长。

采用他莫昔芬辅助治疗 5 年，可以使患者复发风险的绝对值降低 11%，死亡风险的绝对值降低 9%。

对中高危复发风险患者，采用卵巢功能抑制（戈舍瑞林等）联合他莫昔芬或第三代芳香化酶抑制剂 5 年，可进一步降低乳腺癌的复发转移风险。

绝经后乳腺癌的内分泌治疗

芳香化酶抑制剂较他莫昔芬更能进一步降低绝经后激素受体阳性乳腺癌患者的复发及死亡风险。代表药物为来曲唑、阿那曲唑、依西美坦。

芳香化酶是女性体内产生雌激素所必需的一种活性酶，抑制芳香化酶可以有效减少体内雌激素水平，起到减少"钥匙"的作用，因而减少其对癌细胞的刺激作用。

内分泌治疗的疗程延长

激素受体阳性乳腺癌存在两大复发高峰，第二个高峰在术后 7~8 年，内分泌延长治疗可能更有助于降低第二个复发高峰，提高早期患者治愈机会。

延长治疗策略需要考虑的主要因素是淋巴结状态、肿瘤大小、增值指数 Ki67、激素受体阳性强度和患者对内分泌治疗的耐受性。

对于中高危的绝经前患者，在完成 5 年内分泌治疗后，如果仍是绝经前，可继续用他莫昔芬 5 年，如果是处于绝经后，可继续用芳香化酶抑制剂治疗 5 年。

对于中高危的绝经后患者，完成 5 年内分泌治疗后，可继续用芳香化酶抑制剂治疗 5 年。

晚期乳腺癌的治疗

晚期乳腺癌通常很难治愈，但合理的治疗能够明显延长生存时间，部分患者可长期带瘤生存。所以，晚期乳腺癌被作为一种慢性病来管理。

晚期乳腺癌的治疗，一般是根据激素受体和 HER2 的表达情况分类，不同的类型选择不同的治疗方式。应尽量再次活检明确激素受体和 HER2 的表达情况。

除此之外，还要考虑患者因素（年龄、身体状况、继往疾病、经济条件）、既往治疗因素（药物、剂量、时间）、患者意愿等。

晚期乳腺癌的局部治疗

对于初诊的晚期乳腺癌，部分患者可以考虑原发病灶的姑息性切除手术。单个病灶的局部复发晚期乳腺癌也应尽可能选择根治性治疗，包括手术、局部根治性放疗。

晚期乳腺癌内分泌治疗

对于 HR 阳性、HER-2 阴性的晚期乳腺癌，病变局限在乳腺、骨和软组织以及无症状、肿瘤负荷不大的内脏转移患者，可以优先选择内分泌治疗。对于内分泌治疗耐药、肿瘤快速进展、内脏转移广泛或症状明显、需要快速减轻肿瘤负荷的患者，应该先给予化疗。

关于内分泌治疗的选择，对绝经前患者，首选卵巢抑制剂（戈舍瑞林或亮丙瑞林），或手术去势联合内分泌药物治疗和（或）CDK4/6 抑制剂。

绝经后晚期激素受体阳性乳腺癌的一线内分泌治疗，可选择芳香化酶抑制剂、氟维司群、芳香化酶抑制剂联合哌柏西利，也可以选择他莫昔芬或托瑞米芬。

对于既往内分泌治疗失败后的晚期乳腺癌，二线内分泌治疗可选择他莫昔芬、托瑞米芬、芳香化酶抑制剂、氟维司群、氟维司群联合哌柏西利等 CDK4/6 抑制剂、芳香化酶抑制剂联合哌柏西利、依维莫司联合芳香化酶抑制剂、依维莫司联合他莫昔芬、依维莫司联合氟维司群、孕激素类药物等。

HER2 阳性的晚期乳腺癌的治疗

HER2 阳性晚期乳腺癌，不管辅助治疗未使用过还是使用过曲妥珠单抗治疗的患者，均仍应接受抗 HER2 治疗。

未使用过曲妥珠单抗或停用曲妥珠单抗至复发间隔时间大于 12 个月的患者，选择一线抗 HER2 治疗的联合方案。停用曲妥珠单抗至复发间隔时间小于等于 12 个月的患者可选用二线抗 HER2 方案治疗。

一线抗 HER2 治疗方案首选曲妥珠单抗（或加帕妥珠单抗）联合紫杉类药物，除了联合紫杉类药物外，也可与其他化疗药物联合。

二线治疗方案，包括拉帕替尼联合卡培他滨，曲妥珠单抗联合拉帕替尼双靶向，曲妥珠单抗联合另一种化疗药物，吡咯替尼联合卡培他滨等。

HER2 阳性激素受体阳性乳腺癌一线抗 HER2 治疗加化疗缓解后，可采用抗 HER2 治疗加内分泌治疗作为维持治疗。

晚期乳腺癌的化疗

三阴性乳腺癌，HR 阳性 /HER2 阴性乳腺癌内分泌治疗耐药后或疾病发展迅速、症状明显、有内脏危象者，考虑给予化疗。

晚期乳腺癌化疗应遵循以下原则：

联合化疗和单药化疗都是合理的选择。对于病情进展迅速、存在内脏危象或需要迅速缓解症状、控制疾病进展的患者，可选择联合化疗。

既往未接受过蒽环类或紫杉类药物辅助治疗的患者，应优先考虑蒽环类或紫杉类药物为基础的方案。

对于蒽环类耐药或蒽环类药物达到累积剂量或者出现蒽环类药物的剂量限制性毒性，并且既往未用过紫杉类药物的转移性乳腺癌患者，后续化疗通常选择以紫杉类药物为基础的方案，优选紫杉类单药方案。

既往使用过蒽环类和紫杉类药物，不需要联合化疗的患者，可优先考虑口服卡培他滨单药的方案。

对于在辅助治疗中已经使用过紫杉类药物，在紫杉类辅助化疗结束后 1 年以上出现的肿瘤进展患者，复发转移后仍可考虑再次使用紫杉类药物。

联合化疗有效之后的单药维持治疗可根据患者的毒性反应和耐受情况，选用原联合方案中的 1 个药物进行维持，优先考虑选择使用方便、耐受性好的药物，如口服卡培他滨。

HR 阳性乳腺癌化疗有效之后，采用化疗或内分泌维持治疗都是合理的选择。

铂类单药或联合可作为三阴性乳腺癌患者的治疗选择。

乳腺癌骨转移的治疗

乳腺癌患者发生骨转移的风险较高，乳腺癌骨转移综合治疗的主要目标是恢复功能、控制肿瘤进展、预防及治疗骨相关事件、缓解疼痛、改善生活质量。

治疗应以在抗肿瘤治疗的基础上，加用骨调节剂，如双膦酸盐或地诺单抗。双膦酸盐作为乳腺癌骨转移治疗的基本用药。一般建议每月 1 次，持续给药 1.5~2 年能够明显降低骨相关事件的发生率。

骨痛明显，或有压迫脊髓、发生病理性骨折风险者可给予放疗或手术等局部治疗。

参与临床试验

临床试验是对新的治疗方法或新药物的研究，是由医疗专家设计，经过伦理委员会论证可行的治疗方法，一般都优于或等于标准治疗。一些临床试验治疗免费提供药物及检查。具体的临床试验项目可通过临床研究注册网站或乳腺癌专科医生了解。如果有适合自己的临床试验，可以考虑参加。

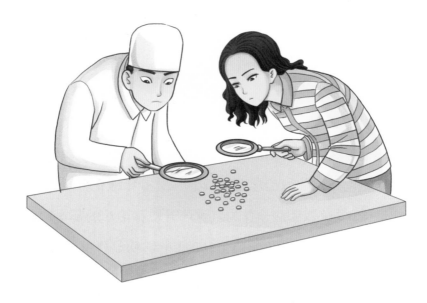

化疗毒副作用的管理

化疗药物在杀伤肿瘤细胞的同时，也会对正常细胞产生损害，对增殖旺盛的骨髓、胃肠道黏膜细胞、毛发生殖细胞及肝、肾等脏器的毒副作用较为常见。

中性粒细胞减少性发热的预防

化疗对骨髓的抑制主要表现为中性粒细胞的减少，严重的导致中性粒细胞减少性发热（FN）。

对使用中性粒细胞减少性发热高风险（概率出现 >20%）化疗方案，或使用中性粒细胞减少性发热中风险化疗方案（概率出现 10%~20%）且患者有中性粒细胞减少性发热发生的高危因素，化疗后应该使用粒细胞集落刺激因子（升白针）进行预防。

粒细胞集落刺激因子的用法：长效粒细胞集落刺激因子化疗后第一天皮下注射 6 毫克；或短效粒细胞集落刺激因子每公斤体重 2 微克，每天一次皮下注射，从化疗后 3~4 天开始，直至中性粒细胞恢复正常或接近正常。

化疗相关恶心呕吐的预防

化疗药物对胃肠道的毒性作用主要是恶心呕吐。

对高、中致吐风险静脉化疗方案，应使用包括选择型5-HT3受体拮抗剂、类固醇和NK1受体拮抗剂的三联止吐药物来预防。具体药物包括：

昂丹司琼或格拉司琼或帕洛诺司琼，按说明书使用。

阿瑞匹坦第一天口服125毫克，第二天、第三天分别口服80毫克。

地塞米松第一天12毫克，口服或静脉注射。

对低致吐风险静脉化疗方案，可使用包括选择型5-HT3受体拮抗剂和类固醇二联止吐药物来预防。具体药物包括：

昂丹司琼或格拉司琼或帕洛诺司琼，按说明书使用。

地塞米松第一天12毫克，口服或静脉注射，或奋乃静每天10毫克，口服或静脉注射。

静脉输液港的应用

乳腺癌患者的化疗需要长时间、反复多次的静脉输液，化疗药物具有刺激性，对血管损伤大。在传统的静脉给药过程中，如果发生意外渗漏，可导致局部的疼痛、红肿，甚至皮肤溃疡、组织坏死及深部结构（如肌腱和关节）损伤。乳腺癌患者术后患侧上肢需要保护，限制了输液的途径。

因此，乳腺癌患者需要选择一种合适的输液方式。

植入式静脉输液港（implantable venous access port，IVAP）由于具有血管并发症少、局部感染和导管移位发生率低且不需要换药等优点，在乳腺癌治疗中得到广泛应用。

输液港系统的导管安置在中心静脉内，该处血流量大，可以快速稀释流经此处的药物，从而减少或避免血管因刺激而导致的硬化、坏死等。患者抽血、输液时，护理人员只需要找到穿刺座，从穿刺座定位下针，将针经皮穿刺垂直进入到穿刺座的储液槽，既可以方便地进行注射、长时间连续输液和采血，还适用于高浓度的化疗药物等的输注。

静脉输液港完全植入患者体内，没有长期体外留置部分，治疗间歇期维护方便，感染率低，不影响外观，而且患者的日常活动也不受限制，能像正常人一样洗澡、活动。

因此，乳腺癌患者如果需要多周期或长时间的静脉化疗，静脉输液港是不错的选择。

关于治疗你可能会问医生的问题

 有没有乳房保健的方法可以降低患乳腺癌的几率呢?

没有办法可以确保消除患乳腺癌的可能性，但是进行乳房保健可以减少患病风险，你至少要做到以下几条：第一，坚持体育锻炼；第二，改善饮食习惯；第三，控制生育年龄；第四：戒烟限酒；第五，远离辐射。

孙医师带你快速掌握乳房保健知识

 保乳是不是复发风险高? 我的情况能不能保乳?

经过 20 多年的临床研究和随访证实，与全乳切除比较，保乳治疗不会增加复发转移风险。但保乳手术有严格的手术适应证，适用于肿瘤

大小属于 T_1 和 T_2 分期，且乳房有适当体积，肿瘤与乳房体积比例适当，术后能够保持良好的乳房外形的早期乳腺癌患者。

新辅助治疗后达到保乳标准的患者也可以选择保乳手术。

选择乳房切除的患者，是否可以保持身体的外形美感？

对必须切除乳房的患者，也可以采用整形外科技术重建乳房。乳房重建可采用自体组织重建，也可采用假体重建；可以在切除肿瘤手术的同时进行乳房重建，也可在治疗结束后进行重建。进行乳房重建不会影响乳腺癌的整体治疗。

我能不能用靶向药？

靶向药物并不适用于所有乳腺癌患者。比如，曲妥珠单抗适用于 HER2 阳性患者。在晚期乳腺癌患者中，针对 CDK4/6 的靶向药物派柏西利可用于激素受体阳性患者的治疗，一些非特异性靶向药物如贝伐单抗、阿帕替尼等也可用于治疗。

化疗做完了，我要不要吃内分泌治疗的
药或者其他药物维持疗效？

内分泌治疗只适用于雌激素受体阳性者，即
ER 和（或）PR 阳性者，ER 和 PR 阴性者不
推荐使用。其他辅助的药物没有太大的使用必
要。所谓"提高免疫功能"的药物，对乳腺癌
治疗的意义也不是很大。

治疗期间有什么忌口的或者注意事项么？

饮食上无特殊禁忌，讲究各种营养平衡即可。
不过量摄入红肉类、煎蛋、黄油、奶酪、甜食等，
少食腌、熏、炸、烤食品，不抽烟不喝酒，
增加食用新鲜蔬菜、水果、维生素、胡萝卜素、
鱼、豆类制品等。慎用雌激素类药物和含雌
激素的保健品。
在积极治疗乳腺疾病的同时，建立良好的生
活方式，调整好生活节奏，保持心情舒畅；坚
持适当的体育锻炼；积极参加社交活动，避免
和减少精神、心理紧张因素，保持心态平和。

乳腺癌治疗中能不能吃中药?

乳腺癌的治疗有一套完整的系统,包括全身治疗(化疗、内分泌治疗、生物靶向治疗)和局部治疗(手术、放疗)。中医中药也可以作为辅助支持治疗,调理扶正、促进恢复健康,如化疗、放疗期间的免疫力低下、多汗、乏力、纳差、失眠等;内分泌治疗药物引起的关节疼痛、食欲减退、睡眠不佳;恢复期的各种不适症状。

需要强调的是,中药不能替代目前任何一项标准治疗方法,并建议找正规医院和中医进行调理治疗。

要谨防一些害人利己的游医,特别是江湖郎中的骗术。

服用中药期间要监测身体状况,一些中药也会出现毒副作用,如肝肾功能损伤。

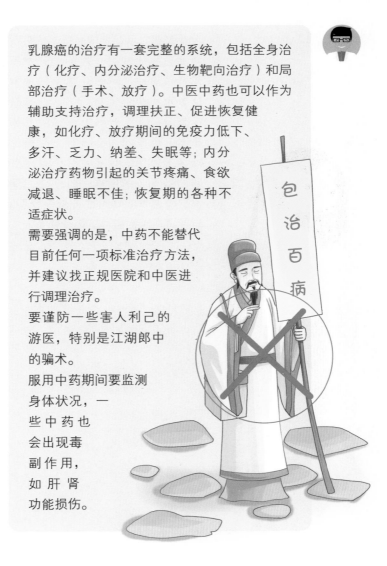

包治百病

我治疗结束以后还能生育吗？

现有数据显示，总体而言，生育不增加乳腺癌的复发风险。乳腺癌患者康复后，可在乳腺专科医生及生殖科医生的指导下，选择时机受孕生育。一般淋巴结阴性的患者，可在术后 2~3 年，在医生指导下停用治疗药物 3 个月以上开始备孕。淋巴结阳性患者，建议至少在术后 4~5 年完成治疗后，再考虑在医生指导下怀孕生育。

怀孕时发现了乳腺癌,孩子还能要么?

现有的数据表明,终止妊娠并不会改善妊娠期乳腺癌的结局,是否留下孩子,需要考虑以下因素:①你是否愿意承担妊娠期进行的乳腺癌相关治疗可能造成的胎儿毒性或并发症等风险。②自己的预后及照顾子女的能力、乳腺癌治疗对自己未来生育力的影响等。

因此,建议处在孕早期即发现Ⅲ期或Ⅳ期乳腺癌、疾病进展迅速、预计生存期内无法完成妊娠等情况下的孕妈,酌情终止妊娠。

 怀着孩子,哪些诊断乳腺癌的检查不建议做?

乳腺癌一般可通过肿物的核心穿刺活检或真空辅助旋切活检术获取肿瘤组织来明确诊断,这些活检方法在妊娠任何时期均可以做。

乳腺癌的诊断还需要完善其他检查,明确乳腺癌处于哪个分期。腹部超声对胎儿没有影响,胸片、CT 扫描在胎儿大于 15 周,腹部有防护的情况下,对胎儿的辐射剂量较小,可以考虑进行检查,但乳腺磁共振和 CT 增强等检查暂不建议进行。

妊娠期发现乳腺癌还能保留乳房吗？

 妊娠大于 12 周才诊断的乳腺癌，其手术适应证与普通乳腺癌基本相同，有两点不同的是：①腋窝前哨淋巴结活检不能用亚甲蓝作示踪剂，同位素示踪也存争议，目前腋窝淋巴结清扫仍为标准手术方案。②妊娠期无法进行放疗，妊娠早期乳腺肿瘤即使是Ⅰ/Ⅱ期也建议进行乳房切除；妊娠中晚期患者，可以考虑乳腺癌保乳术，但要注意手术到放疗的间隔时间不超过半年。

 妊娠期是否可以进行化疗等系统性治疗？

 对于辅助化疗，早期妊娠（0~12 周）不能进行化疗，因为自然流产、胎儿畸形的风险率非常高。中期及晚期妊娠（13~35 周）可以进行化疗，妊娠中晚期乳腺癌患者辅助化疗指征同普通乳腺癌。分娩前 2 周（35 周以后）建议停止化疗。另外，化疗可能增加胎儿早产的发生率，建议妊娠满 7 月后即可考虑分娩。关于化疗方案，基本同非妊娠期乳腺癌，可用的化疗药物包括表阿霉素、环磷酰胺、紫杉醇、多西他赛等。

关于内分泌治疗，在妊娠期间不考虑内分泌治疗，因为他莫昔芬致畸风险很高。

关于曲妥珠单抗靶向治疗。妊娠乳腺癌患者HER2有相对较高的阳性率，但曲妥珠单抗可引起羊水少、无羊水、胎儿肾功能衰竭以及胎儿死亡等，因此妊娠期乳腺癌患者不宜使用。

妊娠期乳腺癌治疗对胎儿有多大影响？

妊娠期乳腺癌治疗对胎儿的不良反应主要为血液毒性，如白细胞减少、贫血等，但血小板减少较少，因此分娩前3周暂停化疗，且需要对出生后的婴儿进行血常规检查，以及早发现异常。目前尚没有发现胎儿的发育异常，但尚需更长时间的随访观察。另外化疗、放疗、内分泌治疗等期间禁止哺乳，以免乳汁中的药物对婴儿产生不良影响。

总之，妊娠乳腺癌发病率虽然少，但情况复杂。患者及家属应充分沟通，并和乳腺科医生、产科医生、儿科医生充分讨论，权衡后选择并决定治疗方案，确保母亲健康、儿童安全。

乳腺癌的预后及康复

乳腺癌治疗的远期效应

手术治疗的远期效应

手术治疗的远期疗效

　　手术是治愈乳腺癌必须采用的治疗方法。对于可手术的乳腺癌，应当按照医生给出的治疗计划接受标准的外科手术。

　　对于一些非常早期且没有转移的乳腺癌亚型，进行单纯手术就可以治愈。

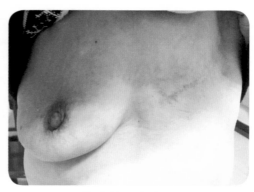

根治性手术术后

对于大部分的可手术乳腺癌，手术是综合治疗最重要的组成部分，以手术为主的综合治疗可以让 80% 以上的患者达到临床治愈。

近年来，乳腺癌的手术已经向小创伤和微创方向转变，以最小的创伤根除肿瘤，对有适应证的患者，可以保乳和避免腋窝淋巴结清扫，使得在治愈乳腺癌的同时能够保留良好的外形和功能。

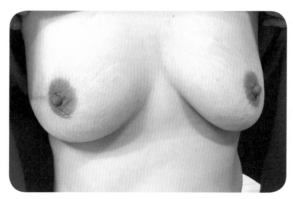

保乳术术后

由于整形外科的发展，对于必须切除乳房的乳腺癌患者，也可以配合整形技术，重建乳房的外形。

手术治疗的远期不良反应

乳腺癌的手术从准备到完成，再到术后的恢复，是一个比较长时间的过程。在恢复过程中，可能会发生一些并发症。部分并发症是其他外科手术都可能出现的，部分并发症是乳腺癌手术特有的。

神经精神症状　例如食欲下降、失眠、沮丧、疲乏无力等，术后短期内即可恢复。

乳房缺失　对乳腺切除又未做术后重建的患者，术后的乳房缺失可能引起行走或活动时身体失衡，胸部的保护层减少，以及心理上的不良影响。这些患者应佩戴义乳，注意胸部保暖，积极融入社会和家庭生活，必要时寻求心理医生帮助。

上肢淋巴水肿　手术中腋窝淋巴结的清除和淋巴管的破坏，导致淋巴液回流障碍，液体长期积聚于患侧上肢，引起肢体肿胀，若处理不当，容易引起淋巴管炎，严重影响肢体功能。

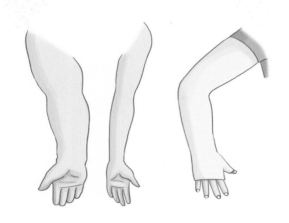

局部皮肤麻木疼痛 手术以后，在疤痕周围、腋窝、上臂内侧可能出现皮肤麻木、酸胀、刺痛、烧灼痛等不适感。原因是术后切断了部分皮肤的感觉神经。症状一般持续半年以上才逐渐恢复。

对手术效果的常见误区

误区一：乳腺癌做手术会导致肿瘤更容易扩散，千万不能"动"它

释疑：肿瘤在身体内就好比蜂巢一般，每天都有"蜜蜂"从"蜂巢"飞出，在森林内"采蜜"后飞回。对于能够手术的乳腺癌，只有彻底地切除肿瘤，配合规范的综合治疗，才能控制肿瘤的扩散，达到治愈的目的。如果因害怕而延误手术时机，只会增加肿瘤在身体内繁殖、生长的机会。

我每分钟都在繁殖和扩散。

误区二：保乳手术容易复发，手术越大越好，必须全部切除才放心

释疑：保乳手术加上放疗，可以取得和切除乳房手术同样的疗效，而且保乳手术还具有微创、美观、外形保留、保持心理健康等优点。目前，欧美国家保乳手术已经超过全部手术的 50%。在中国，因为经济不发达、医疗资源分布不均衡、大众观念误区等原因，保乳手术比例相对较低，但是也呈现上升趋势，预计保乳手术必将成为我国乳腺癌的主要手术方式之一。

误区三：乳房重建手术增加复发风险，不但不该重建，还应该把对侧乳房也切除

释疑：对美的不断追求，是人类的基本追求。因此这也使得乳腺癌的治疗模式从单一的治疗疾病，向兼顾患者形体和心理方面的需求转变。由于肿瘤整形技术的配合，不仅可以彻底清除肿瘤，还可以消除术后畸形，达到更好的美学效果。应用整形技术对乳腺癌术后的缺损进行修复与重建，是安全可行的方法，更是对患者身体和心理的双重治疗。

化疗远期效应

化疗的远期疗效

无论是新辅助化疗还是辅助化疗，都可以杀灭身体内的微小转移病灶，降低约 1/3 的乳腺癌复发转移风险，显著提高患者生存率。

对于局部晚期乳腺癌，新辅助化疗

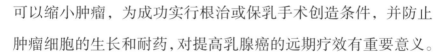

可以缩小肿瘤，为成功实行根治或保乳手术创造条件，并防止肿瘤细胞的生长和耐药，对提高乳腺癌的远期疗效有重要意义。

目前，乳腺癌化疗在世界范围内已经得到广泛认同和应用。

化疗的远期不良反应

乳腺癌的化疗疗效肯定，但毒副作用大。白细胞下降、恶心呕吐、脱发等反应大多在化疗结束后即可逐渐恢复，但有些不良反应可能会长期存在，应该提前预防。

心脏不良反应　蒽环类药物对心脏细胞有破坏作用，长期累积，可能诱发心脏损害。治疗期间可以在医生的建议下提前使用药物保护和预防，而有心脏隐患的患者则尽量避免使用。但是目前的临床数据表明，蒽环类药物的心脏毒性是超过累积剂量后才会产生风险的。即使患者使用最高剂量的方案足疗程治疗后，累积剂量也不会超过限制。使用蒽环类药物的时候，医生会严密监控患者的心脏功能，调整剂量，只要合理规范用药，心脏毒性均在可控范围之内。

生育力下降　化疗对生殖系统有明确的不良影响。主要表现为化疗可以引起月经周期紊乱、一过性闭经或者永久性闭经。年轻的乳腺癌患者多在化疗结束 6~12 个月内恢复月经。而年龄大的绝经前患者，卵巢功能甚至可能无法恢复。如果有生育要求的患者，可以在医生的建议下提前使用药物保留生育能力，或者采取人工辅助生殖技术帮助保留生育功能。

对化疗效果的常见误区

误区一：手术切除就足够了，化疗毒性太大，太伤人，坚决不做

释疑：手术只是局部病灶的摘除，必须要有其他全身性治

疗保驾护航。医生出具的化疗方案一定是基于患者自身情况综合考量的，结合患者化疗过程中的具体身体反应，调整到最适合的剂量，从而达到治疗效果和身体耐受度上的平衡，让患者真正从化疗中获益。而且，近年来不断出现的新化疗药物或新靶向药物，使乳腺癌化疗越来越具备低毒高效的特点。

误区二：盲目追求进口药、贵药，认为其长远效果一定更好，副反应一定更小

释疑：进口药与国产药的差距目前更多地表现在价格方面。国外药厂因为产品研发投入了大量的经费，加上关税等原因，在价格上一定是偏高的。但是目前国产的同类药物，一样经过了国家的一致性检验和上市前的有效性验证。

误区三：化疗所导致的脱发是无法恢复的

释疑：作为化疗药物最主要的副作用之一，脱发对于爱美女性的打击绝不亚于疾病本身，每一根脱落的长发都有可能成为压断患者治疗信心的最后一根稻草。然而事实上，脱发正显示了患者本身对于化疗药物的敏感，表明化疗药物正在杀伤肿瘤。患者不妨调转视角来看待这个问题，因为头皮细胞与肿瘤细胞同属人体快速增殖细胞，化疗过程中出现脱发现象，说明患者对此类化疗药物敏感，也就意味着此类药物会有更强的杀伤肿瘤细胞的作用。化疗药物对于脱发的影响并不是永久的，在治疗结束后，头发很快就可以重新长出来，甚至比以前更黑更浓密。与其每天面对脱发的事实，不如趁早剃光，用更美丽的假发替代。

放疗的远期效应

放疗的远期疗效

实行保乳手术的患者，进行全乳房放疗，可以达到和乳房全切一样的远期疗效。

对于实行乳房切除术后的部分患者，接受放疗，不仅作为手术的补充，还可以降低乳腺癌的复发风险，延长生存期。

对于出现重要器官转移的患者，例如骨、脑、淋巴结等，放疗不仅可以减轻局部的压迫症状，缓解病痛，甚至是部分转移病灶的首选治疗手段。

放疗的远期不良反应

放疗引起的急性不良反应较常见，如皮肤干燥、放射性食管炎、食欲不振等，多可自行缓解；慢性不良反应一般需要治疗后才能缓解。

手臂浮肿　放疗会加重腋窝淋巴结清扫术后引起的上肢淋巴水肿，甚至在术后多年出现。一般需要寻找专科进行康复治疗。

放射性肺炎　放疗会引起放射区域内的正常肺组织受到损伤而引起炎症反应。一般轻者无症状，炎症可自行消散，严重的可导致呼吸功能损害。随着放疗技术的提高，放射性肺炎已很少发生。

对放疗效果的常见误区

误区一：放疗是射线照射，损伤大

释疑：随着放射技术的进步、治疗设备的改进，目前放疗已经能达到准确定位、准确照射，对正常组织的损伤更小。在放疗过程中，还可以根据每个患者的实际情况，对患者进行不同的照射范围和照射剂量的治疗，将副作用尽量降低。

误区二：放疗的疗效主要靠机器，跟医疗团队没关系

释疑：放疗的实现确实很依赖放疗设备，所以对于设备的

保养、维护和检测就非常重要。在医院中有多个岗位来保证设备的精密运行，物理师每天、每周、每月都会按照设备质量控制要求做各种检查，厂家定期维护，医院的设备科也要定期检测。

同时，放疗需要整个医疗团队的默契配合，认真执行每个步骤才能获得满意的疗效。放射治疗是多步骤、多人参与的治疗过程，每一个治疗环节、每一个细节、每一次治疗都直接决定着放疗的效果。确定放疗时间后，医生会整理病历资料，与患者介绍治疗过程和注意事项，然后安排患者定位，在影像医生把图像传输到治疗计划的系统后，医生勾画靶区，物理师制订计划，放疗技师和护士安排患者开始治疗。在治疗过程中，也需要医生经常地与患者交流病情，观察治疗反应，根据患者情况需要不断调整治疗计划。

靶向治疗的远期效应

靶向治疗的远期疗效

没有靶向治疗的时代，HER2 阳性乳腺癌疗效很差，但应用曲妥珠单抗靶向治疗联合化疗，可以减少相对的复发风险

50%，死亡风险 30%，显著延长生存时间，让 80% 以上的可手术患者获得 10 年以上生存期，达到临床治愈的标准。

晚期 HER2 阳性乳腺癌患者，联合应用靶向治疗，可以显著延长生存期。联合应用双靶向治疗，中位生存期可达 5 年左右。

相比化疗和放疗等传统治疗，靶向治疗具有"精确制导"的特点，能够分清"敌我"，高效并选择性地杀伤肿瘤细胞，减少对正常组织的损伤，毒性更低。

靶向治疗的远期不良反应

使用曲妥珠单抗靶向治疗的患者，有极少数会出现心脏功能不全，表现为胸闷、气促、咳嗽增加、手脚浮肿。但是通过治疗，这些一般都是可以恢复的，因此有心脏病的患者要小心使用，并且定期要监测心脏功能。

对靶向治疗效果的常见误区

误区一：做了靶向治疗，就不用做化疗

释疑：靶向治疗更加精准，对正常细胞伤害小，副作用更轻微，与多种化疗药物具有协同增效作用，联合化疗效果更好。

简言之，曲妥珠单抗与化疗药联合使用后，往往可得到 1+1>2 的效果。

误区二：靶向治疗太贵，所以现在不做，等以后复发了再做

释疑：晚期 HER2 阳性乳腺癌患者虽然也可以使用靶向治疗延长生存，但只有在术后使用靶向治疗，才能够尽早地控制肿瘤，预防复发和转移，得到治愈。目前乳腺癌的靶向药物已经纳入了国家医保目录，通过申请以后，就可以获得 70% 以上的报销，费用已经大大降低了。

内分泌治疗的远期效应

内分泌治疗的远期疗效

对于激素受体阳性的乳腺癌患者，内分泌治疗是极其重要的一项治疗，使用方便，疗效显著，不良反应轻微。

长期而规范使用内分泌治疗药物，可以显著地提高患者的 10 年生存率，绝对生存率的提高超过 10%，且效果持续而长远。

对于部分晚期的乳腺癌患者，内分泌治疗是首选治疗，可

以推迟化疗时间，改善患者的生存质量，延长患者的生命。

对于部分无法耐受化疗的老年乳腺癌患者，内分泌治疗是首选治疗，效果甚至优于化疗。

内分泌治疗的远期不良反应

月经紊乱、子宫内膜增厚 长期服用他莫昔芬，可能会引起闭经、月经周期紊乱、子宫内膜增厚。仅有极少许患者可能出现子宫内膜癌，治疗期间必须每半年到一年进行一次妇科检查。

骨质疏松、骨关节疼痛 长期服用芳香化酶抑制剂可能加重骨质疏松，引起骨量流失，出现骨关节疼痛，严重的可能引起骨折。因此需要定期补钙，监测骨密度，必要时用双磷酸盐治疗。

对内分泌治疗效果的常见误区

误区一：已经做了手术和化疗了，内分泌治疗可有可无，药想吃的时候就吃

释疑：激素受体阳性的乳腺癌虽然总体复发转移率不高，但风险却并不会随着时间的推移而明显下降，会有较长期的复发风险，有的长达十年、二十年甚至更久。因此内分泌治疗长期性和规范性就显得尤为关键。服药断断续续，三天打渔两天晒网，会影响药物的疗效。内分泌治疗是与癌细胞的一场持久战。激素的控制，让癌细胞无法获得适宜的生长环境，能够让它们长期沉眠，如果抑制时间不够，就有可能让癌细胞死灰复燃，从而让自己暴露在复发、转移的危险之中。对于早期的低危患者，我们现在的标准用药时间是 5 年，中高危的患者要求是 10 年。

误区二：内分泌治疗副作用大，不愿意坚持服药

释疑：关于子宫内膜癌其实是他莫昔芬的极低概率的副作用事件，它对于绝经后患者可能会增加一定患病风险，但对于绝经前患者，内膜增厚、卵巢囊肿等问题，其实都只是药物刺激下的正常良性病变，属于合理药物副反应，并不会增加患子宫内膜癌的风险，无须因噎废食，一年一次妇科检查足以。而服用芳香化酶抑制剂，虽然会增加骨质疏松的风险，但是注意日常钙剂的补充，保持中等强度的运动，适当晒太阳，对预防骨质疏松会有一定帮助。必要情况下可以进行双磷酸盐类药物（唑来膦酸）干预。总体来说内分泌治疗的不良反应都较轻微，完全可以监测，可以控制。

误区三：乳腺癌患者如果激素受体阳性，内分泌治疗的效果都很好

释疑：乳腺癌患者采用内分泌治疗的先决条件是 ER 或 PR 必须是阳性，但是 ER、PR 阳性结果却包括一个很大的范畴。ER、PR 阳性是指受体表达 1%~100% 阳性都叫阳性，其疗效也会有很大的不同。即使是 ER 和 PR 均是强阳性的患者，有

效率也不可能达到 100%，疗效持续时间也有个体差异。因此，即使是激素受体阳性的乳腺癌患者，在内分泌治疗期间也要定期到医院进行医学检查。

误区四：乳腺癌患者，激素受体阳性表达永远不会改变，内分泌治疗永远有效

释疑：目前，内分泌治疗方案通常以原发肿瘤诊断时的参数为依据进行选择，即使是对数年后发生转移癌的患者，治疗选择也是依据此。目前国内外多个研究已经发现，同时诊断的原发肿瘤和转移部位的肿瘤生物标志物缺乏一致性，经过治疗干预后，肿瘤的生物学行为也会出现或丢失，表现为原来激素受体阳性，对内分泌治疗有效，经过化疗或内分泌治疗后，激素受体表达为阴性，内分泌治疗失去效果；或者原来激素受体阴性，经过化疗以后，激素受体表达为阳性，可以接受内分泌治疗。因此出现复发或转移的患者需要再次取组织标本检测上述生物标志。如果难以获取组织标本，在治疗中要密切观察病情变化，一旦治疗效果不理想，要及时更改治疗方案。

手术治疗后的康复

手术后饮食护理

手术后数小时即可进食，建议进食一些低脂高蛋白、富含维生素和矿物质的食物，禁烟、禁酒，忌吃盐腌、烟熏、火烤食物，如伴有高血压、高血脂、糖尿病等其他疾病，则需在医生的指导下合理饮食。

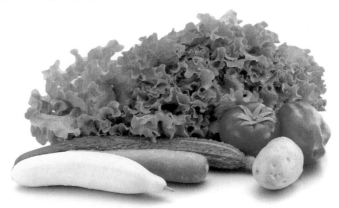

乳腺癌术后伤口和引流管护理

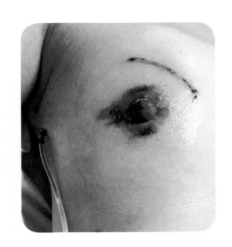

乳腺切除或淋巴结清扫术后一般会放置引流管引流渗出血液和淋巴液。术后引流淋巴结的护理应该做到：

应经常挤压引流管，保持引流通畅。

观察和记录引流液的颜色、质和量。术后 24 小时内每小时观察，如果每小时超过 100 毫升或每小时超过 50 毫升且色鲜红，质地黏稠，要立刻通知医生。

注意引流管的负压吸引器 / 瓶是否处于负压状态。如果液体较多，应及时倾倒，以保证有效引流。

注意负压吸引器 / 瓶不能高于伤口部位，防止引流液倒流。

引流管妥善固定，预留一定长度利于患者翻身，避免引流管受压、折叠、扭曲和脱落。万一引流管脱出，立刻通知医护人员。

乳腺癌根治术后患侧上肢功能训练方法

● 术后 24 小时内：手术当天即可开始功能锻炼，患肢下垫一软枕，先进行患肢的伸指、握拳和转腕运动。

● 术后 1~3 天：增加肘关节屈伸运动。

● 术后 4~6 天：练习用手掌摸对侧肩及同侧耳郭的动作。

● 术后 7~8 天：开始做肩关节活动，用健侧手帮助患侧上肢做向上抬举的动作，直至超过头部。

● 术后 9~10 天：进行梳头练习，并用患肢的手指顺着贴在墙上的标尺渐渐向上爬行，每日标记高度，逐渐递增幅度，直至患侧手指能高举过头。

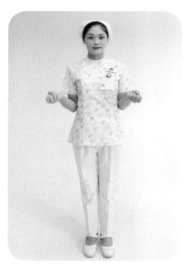

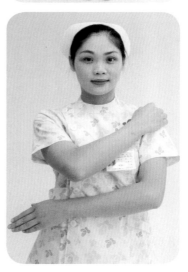

● 术后 11~14 天：逐渐使患肢手掌越过头顶，尽可能摸对侧耳郭。

● 拆线后：加强肩关节活动，如做画圈及滑轮运动、双手合并向前/向上伸直练习、接触背部练习、手臂外展旋转练习等，以增加肩关节活动范围，锻炼和恢复患肢功能。

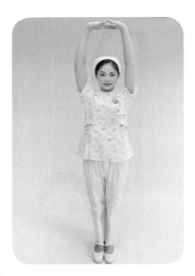 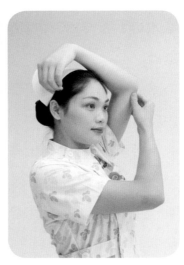

减少患肢淋巴水肿风险的护理方法

虽然您无法知道将来会否出现淋巴水肿，但您可以做这些可以降低风险的事情：

● 定期地锻炼和伸展您的肌肉，不要让您的身体过度劳累，如果您感觉不适，休息一下。

● 保持或安全地努力调整至健康的体重。

● 如果您有风险的手臂或手被划伤或割伤，用肥皂和水将这个区域弄干净并敷用抗菌药膏，比如杆菌肽或新孢霉素（请遵医嘱），并用绷带覆盖该区域。

● 如果有风险的手臂或手被烧伤，敷上冰袋或冷水 15 分钟，用肥皂和水将这个区域清洗干净后并用绷带覆盖。

● 观察是否有感染的迹象，包括发红、肿胀、热度上升或压痛。

● 如果需要在手臂进行抽血和注射（打针），您需要注意：

如果进行了前哨淋巴结活检，在没有淋巴水肿风险的手臂进行抽血和打针比较好。

如果进行了腋窝淋巴结清扫术，须一直使用没有风险的手臂，除非医生确认使用另一侧没有问题。

如果您身体两侧的淋巴结都被去除了，需要与您的医生讨论有关使用哪一侧的手臂将会是最安全的。

● 小心不要被晒伤，使用防晒指数（SPF）至少为 30 的防晒霜，经常涂抹。

● 使用驱虫剂以避免蚊虫叮咬。

● 每天使用乳液或乳霜来帮助保护您受影响的手臂和手上的皮肤；不要用剪刀剪您的指甲角质层，而是用一根角质层棒将之往后推。

● 在洗碗、做花园工作或者用强力洗涤剂或钢丝棉做清洁时戴上手套。

● 当在有风险的手臂腋下剃毛发时要小心，考虑使用电动剃须刀。如果在剃毛发时划伤，遵照前面的指示对划伤处进行处理。

● 不要在有风险的手臂或肩膀使用加热垫或热敷袋。

● 除去任何紧绷或沉重的首饰，或者有过紧的松紧带会在手臂上留下痕迹的衣服，这些东西会导致肿胀。

重建乳房的护理

● 出院后佩戴运动型胸衣（无钢托）为宜，避免肌瓣因重力作用下垂和固定缝线松脱，起到塑形作用。

● 术后一周根据重建乳房的切口愈合情况，按摩重建乳房，促进转移皮瓣的血供。

● 按摩重建乳房及其周围皮肤，以乳头为中心，用指腹从近端向远端轻轻按摩移植乳房，促进血液循环，可辅以润肤液或润肤霜按摩。

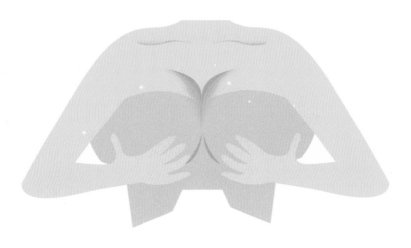

● 各个方向用手托起乳房向健侧推移。

● 擦洗时注意水温，防止烫伤和冻伤移植皮瓣。

● 患者腹直肌重建术后 3 个月内腹部运用腹带，避免做增加腹内压的运动，保持前倾姿势，以防止腹疝形成。鼓励胸式深呼吸。有效咳嗽咳痰，咳嗽时应用手按住腹部。多饮水，多吃蔬菜、水果等纤维素含量高的食物，忌辛辣食物。避免便秘，必要时服用缓泻剂。

义乳佩戴

乳房切除术后的患者可以佩戴义乳。选择形状、大小和重量合适的义乳，也要注意选择合适的乳罩。手术后 4~6 周，乳房伤口完全愈合无不适才可佩戴义乳。如进行放疗的患者，则需选用海绵义乳。

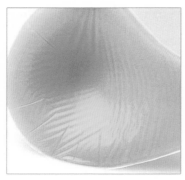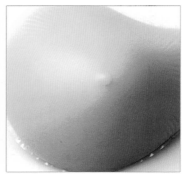

术后随诊复查

● 乳腺癌是一个需要长期观察并治疗的疾病，需要定期复查，治疗结束后 2 年以内，每 3 个月到 6 个月复查 1 次；3~5 年，每半年复查 1 次；5 年以上，每年复查 1 次。

● 复查时，要详细叙述自己的不适症状及治疗情况，使医生能有重点的检查。

● 另外，在康复过程中，出现了不明原因的、久治不愈的咳嗽、胸痛、腰痛等症状，请及时到医院复诊。

复查项目　腹部、妇科、乳腺、腋窝、颈部 B 超；胸部 CT 片；血常规、生化全套、乳腺癌标志物；每年一次钼靶 X 线；需更换内分泌药物者则需要检查性激素六项；服用 AI 类药物患者则复查血脂及骨密度；其他乳腺专科医生认为有必要的项目。

遵从医嘱，坚持服用内分泌治疗药物

雌孕激素受体（ER/PR）阳性的患者需要长期坚持服用内分泌药物。对此，一定要协助患者做好接受长期治疗的心理准备和计划。通过卡片等方法提醒患者按照医嘱，按时、按量服药。

他莫昔芬是一个选择性的雌激素受体调节剂或者叫抑制剂，但是对子宫内膜是有刺激作用的，一些患者会出现子宫内膜的增厚，极少数远期出现子宫内膜癌。因此，要定期做检查，如果出现大出血或检查发现明显的子宫内膜增厚，可以行诊断性刮宫术以明确诊断，再根据情况做相应的治疗，或换用其他内分泌治疗药物。

服用芳香化酶抑制剂常常有骨关节的疼痛、晨僵，可以通过适当的体育锻炼，补充钙剂、维生素 D，口服非甾体抗炎药等得到缓解。服用芳香化酶抑制剂出现相应的骨质疏松，也可补充钙剂和维生素 D，必要时给予双磷酸盐治疗。还可能出现血脂升高，可通过饮食调节、口服降脂药物等方式处理。

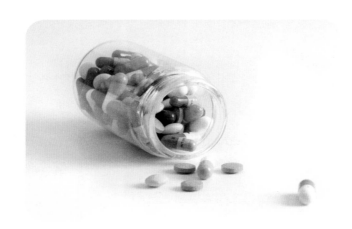

术后护理中的常见问题

 手术后为什么伤口会抽痛，会麻？

 人体一旦经过手术切除部分组织后，会破坏组织正常的反应，神经末梢被切断后，会有麻木或痛的感觉，或者切除时造成神经组织的增生，也会产生异样的感觉。

 手术后肌肉肿胀疼痛，应如何处理？

 可使用热敷、温水浸泡及适度运动减轻肿胀疼痛，并避免提重物，休息时抬高患侧手臂，都会有帮助。更需要注意预防局部淋巴管炎。一旦发生，必须给予足量的抗生素治疗，务必治愈。

手术后切口红肿、发热，偶尔会有刺痛的感觉，这是什么原因？

手术时免不了有肌肉血管受到破坏，身体组织在复原的过程中，内、外部伤口愈合，以及许多新血管的产生，都可能造成发热与刺痛的感觉，一段时间后，这些症状会减轻。

为什么要进行功能锻炼？

由于手术中胸肌及部分神经受到损伤，使胸壁、肩膀及手臂部位出现麻痹和刺痛感等不适。同时由于腋下淋巴结的清扫致使淋巴回流受阻，上肢水肿。术后积极的功能锻炼能够帮助上肢运动功能尽快恢复，并减轻患肢水肿。功能锻炼在术后2年内都应该坚持进行。

什么是淋巴水肿？

淋巴水肿是在您去除淋巴结一侧的手臂、手掌、乳房或躯干上出现的一种异常肿胀。当一个区域的淋巴管不再能够将所有液体携带出该区域时，液体可能积聚并导致肿胀，就会出现淋巴水肿。

淋巴水肿何时出现?

淋巴水肿可能突然或逐渐出现。可能在手术后不久发生，或者可能在数个月或数年后出现。

淋巴水肿有哪些迹象?

以下为淋巴水肿的迹象：
- 手术一侧感觉沉重、酸痛或疼痛。
- 手臂、手或乳房的皮肤有紧绷的感觉。
- 手臂、手或手指的灵活度下降、皮肤肿胀或发生变化，比如紧绷或凹陷（皮肤被按下之后保持内凹的状态）。

淋巴水肿潜在并发症有哪些?

对于患有淋巴水肿的人，感染往往会更为严重。如果有感染迹象，应立即联系医生，常见感染症状有发烧或寒战、疼痛、发红或发热、肿胀增加等。

淋巴水肿如何治疗?

 淋巴水肿的治疗可能是简单的或者是大强度的。淋巴水肿治疗师会为您选择最好的方案。治疗有四个主要组成部分: 皮肤护理、加压、锻炼、手动淋巴引流。

 淋巴水肿可以服用利尿药和抗生素来减轻症状吗?

 不可以, 利尿药不应该被用来治疗淋巴水肿。抗生素被用来治疗短期和慢性感染。它们对淋巴水肿均没有直接的影响。

 重新开始我以前的活动和锻炼是否安全?

 我们鼓励患者慢慢地、逐渐地重新开始活动, 如果活动导致手臂有更多的肿胀和不适, 可以选择调整这项活动, 与医生和淋巴水肿治疗师交谈, 以帮助调整锻炼或活动。
如果手臂或手出现肿胀, 在进行以下活动时建议穿戴紧身服或绷带:
- 阻力锻炼;
- 重复活动;
- 需要体力的家务, 比如家居清洁;
- 体育活动。

如何提高生存质量

有规律地参加体力活动

体育锻炼可降低乳腺癌复发率，也可改善患者体质、健康状况，减少淋巴水肿等并发症，增加骨密度，提高心肺功能、肌肉力量，改善患者的生活质量，缓解紧张和抑郁情绪。

乳腺癌患者应避免静坐，治疗后应尽快恢复以前的日常体力活动。每周坚持至少 150 分钟的中等强度运动或 75 分钟的高强度有氧运动。力量性训练每周至少 2 次，锻炼时以 10 分钟为一组，最好保证每天都进行锻炼。

如果合并有限制行动的慢性疾病，则需根据医生的指导适当调整运动时间与运动强度。

合理营养和膳食结构

食物选择与乳腺癌患者的疾病进展、复发风险、总体生存率有一定关系。

与富含精制谷物的膳食结构相比，富含蔬菜、水果、全谷物、禽肉和鱼的膳食结构可降低乳腺癌患者的死亡风险。而红肉、加工肉、甜点、高脂奶类制品和油炸薯类的膳食结构会增加乳腺癌患者的死亡风险。

因此，乳腺癌患者应该合理调整膳食结构。

达到和保持健康的体重

对乳腺癌的治疗可能使患者营养不良或体重过轻，进一步降低体重会降低生活质量，影响治疗实施，延缓康复和增加并发症风险。应请营养师进行评估，调整膳食结构，改善患者营养状况，并进行一定的体力活

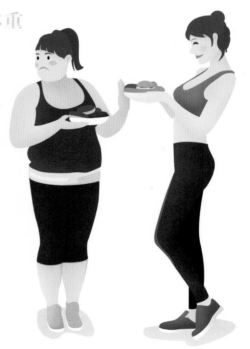

动，帮助改善身体机能和增加体重。而对于超重和肥胖的癌症患者，要采用运动和低热量饮食的管理措施，降低体重，以改善身体功能，提高生活质量。

谨慎使用保健品

乳腺癌患者应尽量从饮食中获取必要的营养素，在临床表现或生化指标提示营养素缺乏时，才需要考虑服用营养素补充剂。保健品不能够改善癌症患者的预后，相反选择不善还可能增加死亡的风险。抗氧化剂（维生素 E、维生素 C 或复合维生素）可轻度降低患者的死亡风险和复发风险。因此，要谨慎使用各种保健品。

戒烟禁酒

吸烟的乳腺癌患者，乳腺癌死亡风险较不吸烟者高出 2 倍，较非乳腺癌死亡风险高出 4 倍。被动吸烟的乳腺癌患者的死亡风险也较高，尤其是被动吸烟的绝经后或肥胖的乳腺癌患者。建议乳腺癌患者应尽量避免吸烟、被动吸烟。吸烟的乳腺癌患者应及早戒烟。

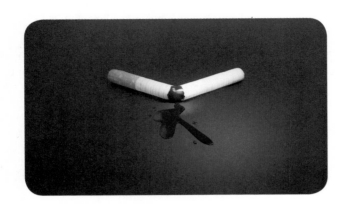

酒精能够增高外周血雌激素浓度，提高乳腺癌复发风险。
乳腺癌患者应尽量避免乙醇摄入。

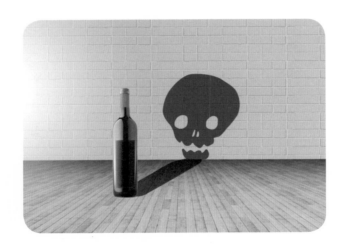

提高性生活质量

化疗和内分泌治疗可引起性欲的改变，患者可以将自己的感受告诉丈夫以获得理解，可以通过拥抱等方式来表达自己的感情，在整个治疗期间应采取避孕措施。治疗可能引起短暂和永久的不孕，如果想要孩子，告诉您的医生。

树立生活和工作目标，憧憬未来

要认识到生活已经发生改变。接受改变，面对改变，重新调整工作和生活的目标，树立信心，一步一个脚印地向前走。心怀梦想，在向目标前进的过程中享受美好的人生。

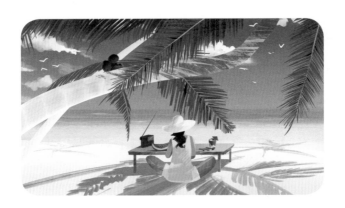

家属能做些什么

乳腺癌患者的诊断、治疗、康复是一个漫长的过程，家属的支持对患者积极面对乳腺癌起着非常重要的作用。

当有家人患有乳腺癌时，家属同样面临非常大的压力。在照顾患者的同时也需要缓解自身压力，注重自己的身体健康。

当您的妻子、母亲或女儿得了乳腺癌时，您可能会不知所措。该如何成为一个称职家属呢？下面我们就来介绍家属和患者共同应对乳腺癌的一些方法。

当患者刚确诊为乳腺癌时，家属能做什么

当医生告知家属您的亲人确诊为乳腺癌时，是否需要向患者隐瞒病情呢？

为了让患者配合治疗，家属应根据患者的心理承受力，在

适当时候尽早告诉患者真实病情，不要隐瞒。

刚知道患乳腺癌时，患者经历一个否认—愤怒—妥协—抑郁—接受的心理过程。在否认期，患者认为自己不可能得癌症，家属可以根据患者意愿，陪伴患者请多位专家会诊。患者认可诊断后，又往往表现出急躁情绪或者抑郁，此时家属需要给予理解，当患者抑郁时给予宽慰和鼓励。

另外，在决定住院治疗前，需确定好医院，了解患者的保险方式，筹集诊治所需垫付的资金。

医生、患者、家属共同决定手术方式与治疗方式

患者一旦从心理上接受自己患有乳腺癌后，便会愿意配合医生治疗。医生根据患者病情，建议选择保乳手术、改良根治术或者一期重建术等手术方式时，家属应尊重患者的意愿，并帮助患者分析利弊，协助患者共同做出决定。

为患者提供营养支持

患者治疗期间的饮食特别重要。在进行化疗的过程中，药物会引起患者呕吐，食欲减退。家属为患者提供开胃、清淡、

营养的食物可帮助患者恢复体力。很多乳腺癌患者担心有些食物会引起癌症复发，家属可以提醒患者不要过分忌口，均衡饮食。

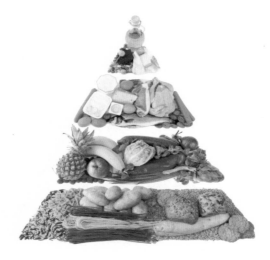

在护士指导下，协助患者进行功能锻炼及症状管理

在护士指导下，家属需鼓励和督促乳腺癌患者进行手术后功能锻炼及一些康复锻炼。

化疗引起的剧烈呕吐等胃肠道反应会让一些患者产生畏惧治疗，甚至放弃治疗的想法，此时家属的陪伴尤其重要。家属可通过细心观察患者的语言及行为来了解她的心理动态，及时向医护人员反馈患者的情况，并给予患者鼓励，告诉患者反应只是暂时的，帮助其树立坚持治疗的信心。

一部分乳腺癌患者在治疗结束后一段时间内可能会出现轻微的认知障碍，表现为健忘、不能集中注意力等症状。当患者出现这些症状时，家属不能责备患者，重要的事情家属需帮助提醒，比如电话提醒、纸条留言或信息提醒等，也可咨询医护人员，运用一些方法来训练认知功能。

督促患者按时复查随访

在治疗结束后，患者需要定期到医院进行复查。有的患者认为自己疾病已经治愈，就不愿到医院而不去复查，家属需要提醒患者复查的时间，督促患者定期复查。因为害怕复发，对再次手术、化疗等治疗的恐惧，患者在复查时会非常焦虑和紧张，如果家属有时间请尽量陪同。

承担家庭责任及担当，预防淋巴水肿的发生

有的家属认为，我已经在经济上为她解决了后顾之忧，就不用再出力了。实际上，对于在手术过程中做了腋窝淋巴结清扫的患者，都面临着患侧出现上肢淋巴水肿的风险。家属最好

能主动承担部分家务，必要时请看护分担，同时提醒患者减少重体力活动，不要提重物，防止创伤和蚊虫叮咬，严禁暴晒，预防淋巴水肿的发生。一旦患者感觉手臂肿胀、沉重，提醒患者及时到医院淋巴水肿门诊就诊。

乳腺癌与性生活

性生活是夫妻之间共同生活的重要部分，但一些乳腺癌患者和家属有许多疑虑，比如"性生活是否对患者身体有害""夫妻生活是否会导致乳腺癌的复发""肿瘤是否会通过性生活传染"等。事实上这些顾虑是没有必要的，在患者身体状况良好时，适度、规律的性生活可增强患者自信，维持患者内分泌功能的平衡，也能使夫妻关系更加和谐。

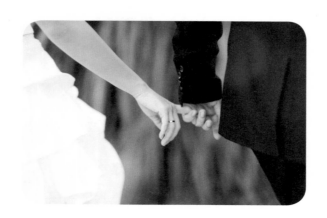

如何与患者沟通

在癌症的压力下，家人之间的沟通对话也会变得困难。在治疗过程中因出现各种不适反应，患者会心情烦乱，这个时候家属要多安慰、鼓励和表扬患者，告诉患者不管有多艰难，您会一直陪在身边。当家属不知如何表达自己的情感时，可以多倾听，当患者哭泣时给予拥抱。

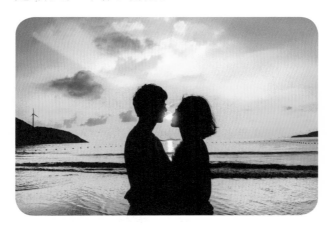

照顾好自己

家属花大量时间优先照顾患者，容易造成对自身的饮食、运动、健康管理的疏忽。照顾癌症患者会带来身体和精神上的多重负担，家属要承受非常大的压力，因此照顾好自己非常重要。您要做到以下几点：

坚持运动。

注意饮食营养均衡。

合理安排休息时间，保证充分的睡眠。

适当放松自己的心情。

进行健康体检。

许多癌症患者家属会感到孤立无助，和亲近的朋友或家人一起聊天是很好的方法，向心理医生咨询也会很有帮助。

身边有个患者，还要照顾自身的健康确实非常不易。但越是艰难的时刻，越要多沟通，相互表达爱意。通过共同克服癌症，家庭关系会更加和谐。

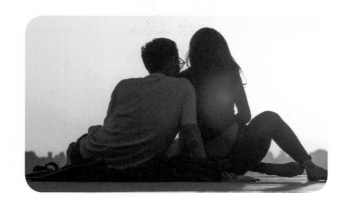

PART 5

你可能想了解的乳腺癌专业术语

乳腺增生症

● 乳腺增生症为乳腺生理结构的错乱。

● 乳腺增生症为乳腺的良性病变，既非炎症，更非肿瘤，通常为女性内分泌紊乱所致，一般无须特殊治疗。

● 伴随轻至中度疼痛的患者，以心理疏导及改变生活习惯为主，对于持续性存在的严重疼痛，可予中医中药或激素类药物治疗。

● 如不能排除恶性病变，及时进行活检明确诊断。

乳腺纤维腺瘤

● 由乳腺上皮和纤维组织两种成分混合组成的良性肿瘤。

● 好发于青年女性，与患者体内性激素水平失衡有关。表现为乳房内边界清楚，表面光滑，活动度大的肿块，常不伴有疼痛，少许增长迅速，极少数发生恶变。

癌

● 发生于上皮细胞的恶性肿瘤。人体内的细胞无休止增殖并停止凋亡形成恶性肿瘤。

● 癌细胞除了生长失控外，还会局部侵入周遭正常组织甚至经由体内循环系统或淋巴系统转移到身体其他部分。

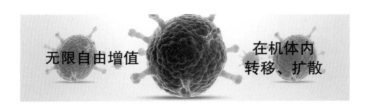

浸润性乳腺癌与原位乳腺癌

原位乳腺癌指癌细胞局限在乳腺导管上皮基底膜内的早期癌。如果把乳腺比做一幢房子，导管和小叶就是房子里的过道和房间。当癌细胞局限于某个房间或某段过道，我们称之为原位乳腺癌；当癌细胞继续生长，浸润出基底膜，越过了一个房间或一段过道走出去了，则为浸润性乳腺癌。

乳腺癌改良根治术

包括 Auchincloss 改良根治术和 Patey 改良根治术。

Auchincloss 改良根治术：保留胸大肌、胸小肌，切除乳腺，并进行腋窝淋巴结的清扫。

Patey 改良根治术：保留胸大肌，切除胸小肌及乳腺，并进行腋窝淋巴结的清扫。

前哨淋巴结活检术

腋窝前哨淋巴结为乳腺癌发生腋窝淋巴结转移所必经的第一组淋巴结，它犹如哨兵一般。通过特殊技术显示和切除前哨淋巴结送病理活检，如前哨淋巴结活检未发现癌细胞转移，则可避免进一步腋窝淋巴结的清扫。

保乳治疗

● 通过手术将主要病灶完整切除，达到切缘阴性，保留乳房。术后再做全乳放疗，应用放射治疗杀灭残存的癌细胞。

● 早期乳腺癌保乳治疗无论在局部控制率方面，或是在长期生存率方面，均不亚于切除乳房的根治手术。

乳房再造

● 对缺失的乳房进行重建，包括即时再造与延时再造。根据再造使用的材料不同，分为自体皮瓣再造和假体再造。

● 再造不仅能恢复女性的身体曲线，也能修复女性心灵上的缺失感。

即时乳房再造

● 也称一期再造，是在乳腺癌根治术后立刻进行乳房重建，和手术治疗同时进行。

● 患者没有乳房缺失的体验，也就不会有因生理缺陷而带来的精神上的压抑。

延时乳房再造

● 也称二期再造，是在乳腺癌根治术后一段时间再进行的乳房重建。

● 患者经历了乳房缺失的痛苦，对于再造有充分的准备和需要，对于重建方式有着更谨慎的选择。

化疗

通过化学药物杀灭肿瘤细胞的全身性治疗手段，可以比做一种"轰炸式的袭击"。

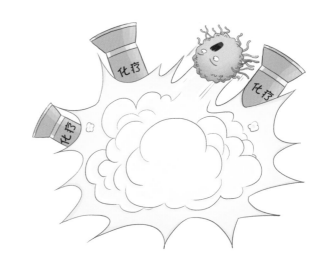

新辅助化疗

- 需要化疗的肿瘤在手术前进行的全身化疗。
- 新辅助化疗的价值：

使不可手术的肿瘤体积缩小，为手术创造机会。

为原本应进行乳房切除的乳腺癌创造保乳的条件，使更多的患者得到保留乳房的机会。

客观地了解肿瘤对化疗药物的敏感性，及时更改无效的治疗方案。

遏制全身微转移的发展。

靶向治疗

药物进入体内特异地选择致癌位点，与之相结合发生作用使肿瘤细胞特异性死亡，而不会波及肿瘤周围的正常组织细胞，犹如"生物导弹"的定向爆破。

放疗

通过用各种不同能量的射线照射肿瘤，以抑制和杀灭癌细胞的一种治疗方法。

内分泌治疗

● 60%~70% 的乳腺癌细胞中有雌激素受体，这些细胞的生长与雌激素受体的存在密切相关。

● 对 ER/PR 检测阳性的乳腺癌，减少体内雌激素或应用雌激素拮抗药物可达到抑癌作用，这种治疗方式称为内分泌治疗。

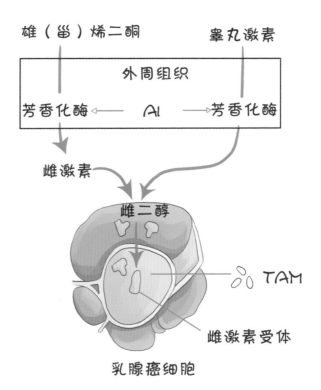

乳腺癌细胞

ER 和 PR

● 英文简称，ER 为雌激素受体，PR 为孕激素受体。

● 正常乳腺上皮中存在此两种受体，作用是结合体内分泌的雌激素和孕激素。

● 当细胞发生癌变时，保留了受体的癌细胞的生长受体内激素调控，我们称之为激素依赖性乳腺癌，反之受体丢失者称为激素非依赖性乳腺癌。

HER2 基因检测（FISH 检测）

● HER2 基因是人表皮生长因子受体家族成员，在细胞信号传导中发挥重要作用。

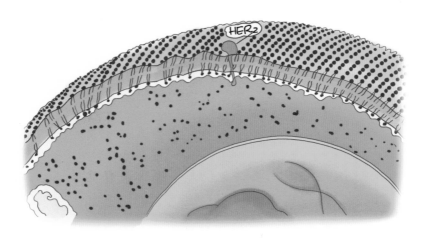

● HER2 高表达的乳腺癌患者对内分泌及化疗反应差，更易发生实质脏器转移。因此，确定 HER2 基因是否表达对乳腺癌的治疗有重要作用。

● HER2 基因检测阳性的乳腺癌患者通过针对此基因的靶向治疗，可以延长总生存期 45%。

三阴型乳腺癌

● 三阴型乳腺癌是指雌激素受体（ER）、孕激素受体（PR）及人表皮生长因子受体 2（HER2）均阴性的乳腺癌。

● 此型乳腺癌相对肿瘤增殖比例高，更易发生内脏及脑转移，1~3 年是复发高峰，5 年后复发风险明显下降，甚至低于其他类型乳腺癌。

淋巴水肿

● 由于淋巴管循环障碍所引起的局限性组织非凹陷性水肿。

● 腋窝淋巴结手术及腋窝放疗常导致腋窝淋巴管循环障碍而引起患侧上肢淋巴水肿。

21 基因检测

● 检测乳腺癌肿瘤组织中 21 个不同基因的表达水平，包含 16 个乳腺癌相关基因和 5 个参考基因。

● 这个检测能够提供个体化的治疗效果预测和复发风险，为治疗方案的制订提供参考。

去势治疗

● 对于激素受体阳性的乳腺癌，癌细胞的生长与雌激素的不断刺激有关，而卵巢是绝经前女性产生雌激素的主要器官，去势治疗是人为地消除卵巢产生雌激素的能力。

● 去势治疗手段主要有外科手术去势、放疗去势和药物去势：

手术去势：切除双侧卵巢。

优点：彻底阻断卵巢来源的雌激素。

缺点：不可逆，且有手术创伤。

放疗去势：目前临床上已不再常规应用。

> 优点：可避免切除卵巢，因照射剂量低，因此基本无创。

> 缺点：治疗周期较长，疗效不如手术去势彻底。

药物去势：是目前临床最常采用的去势治疗方法。在保留卵巢的前提下，通过药物抑制大脑产生促使卵巢释放雌激素的激素从而达到去势的目的。

> 优点：疗效与手术去势相似，克服了手术去势与放疗去势的缺点，因此更安全，且停药后可逆。

> 缺点：需要每月注射，维持 2~5 年。

男性乳腺癌

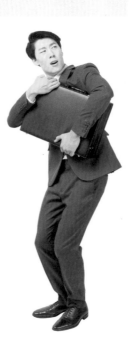

● 男性也具备乳腺组织，所以也同样可能罹患乳腺癌。

● 男性乳腺癌仅占乳腺癌的 1%。

● 男性乳腺癌具有发病年龄较高、病程长、预后差的特点，90% 以上为激素受体阳性型。

● 治疗原则基本同女性乳腺癌。

妊娠哺乳期乳腺癌

● 在妊娠及产后 1 年内发生的原发性乳腺癌，常被误认为哺乳期乳汁淤积而延误治疗。

● 可能与妊娠期、哺乳期的内分泌失调及免疫功能低下有关。

炎性乳腺癌

● 炎性乳腺癌是一种临床诊断。表现为三分之一以上的乳房皮肤出现发红、水肿的乳腺癌，易与乳腺炎相混淆。通常病程进展快，恶性程度高，预后差。

● 常因皮肤水肿增厚而难以扪及肿块。患者常因乳房皮肤出现改变就诊。

通过以下的几方面可对炎性乳腺癌和乳腺炎进行鉴别诊断：

炎性乳腺癌皮肤改变广泛，往往累及整个乳房，其颜色为暗红或紫红色，伴有皮肤水肿，呈"橘皮样"外观；后者病变较局限，颜色为鲜红。

乳腺炎常有寒战、高热等明显的全身性炎症反应，而炎性乳腺癌通常无此反应。

乳腺炎病程短，可在短期内化脓，抗感染治疗有效，而炎性乳腺癌则病情凶险，一般不化脓，不发生皮肤溃破。

穿刺活检可予以鉴别。

隐匿性乳腺癌

- 乳房触及不到肿块，以腋窝淋巴结转移癌为主要表现的乳腺癌。
- 患者多因无意中发现腋窝无痛性肿块而就诊。

免疫治疗

- 正常情况下，人体免疫系统可以识别并清除微环境中的肿瘤细胞。但"狡猾"的肿瘤细胞却能够采用不同的策略，使人体的免疫系统受到抑制，不能正常地将其杀死。
- 肿瘤免疫治疗就是恢复机体正常的抗肿瘤免疫反应，从而控制与清除肿瘤的一种治疗方法。
- 犹如恢复人体对肿瘤细胞的"防守"。
- 免疫治疗的机制非常复杂，还没有被完全阐明，目前临床研究还仅被证明在晚期三阴型乳腺癌中有确切疗效。

乳腺癌
患者指南

乳房美是女性美的重要标志之一，而乳腺癌则被称为"红颜杀手"，是危害女性健康最常见的恶性肿瘤。

本书主要涵盖了乳腺癌的基础知识、诊断、治疗、家庭护理等一系列内容，以通俗易懂的语言将治疗乳腺癌过程中晦涩难懂的知识介绍给读者，力求帮助女性尽早摆脱乳腺癌的魔爪，重获健康与美丽。